一碗好汤养全家

中医养生速查宝典

周林 编著

中国科学技术出版社
·北京·

图书在版编目（CIP）数据

一碗好汤养全家 / 周林编著 . -- 北京 : 中国科学技术出版社 , 2025. 6. -- ISBN 978-7-5236-1455-6

Ⅰ. R247.1；TS972.122

中国国家版本馆 CIP 数据核字第 2025Q1F895 号

策划编辑　于　雷　韩　翔
责任编辑　于　雷
装帧设计　翰墨漫童
责任印制　徐　飞

出　　版　中国科学技术出版社
发　　行　中国科学技术出版社有限公司
地　　址　北京市海淀区中关村南大街 16 号
邮　　编　100081
发行电话　010-62173865
传　　真　010-62179148
网　　址　http://www.cspbooks.com.cn

开　　本　880mm × 1230mm　1/64
字　　数　67 千字
印　　张　2.5
版　　次　2025 年 6 月第 1 版
印　　次　2025 年 6 月第 1 次印刷
印　　刷　鸿鹄（唐山）印务有限公司
书　　号　ISBN 978-7-5236-1455-6
定　　价　25.00 元

内容提要

本书是一本全面而实用的煲汤指南，共八章内容，为不同家庭成员和不同健康需求提供丰富的汤品选择。全书不仅为煲汤新手提供基础技巧和入门知识，还分别介绍了各类食材如蔬菜、畜肉、禽蛋、豆类、菌菇、水产等制作的汤品，并针对各类人群提供了养生保健汤品。书中的每一章节都详细讲解了各种汤品的制作方法和健康益处，提供了煲汤的实用技巧，强调了汤品在养生、养颜和全家人健康中的重要性，是一本适合全家人的煲汤宝典。

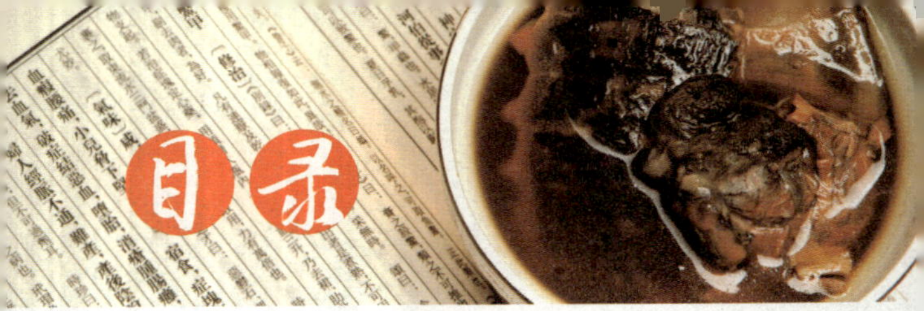

目录

1 第一章 巧手煲靓汤，新手轻松学

2 细数煲汤工具
2 高压锅
2 不粘锅
2 不锈钢锅
2 焖烧锅
3 瓦罐
3 砂锅

4 盘点煲汤技法
4 炖
4 煮
4 煨
5 汆烫
5 熬

6 家常汤煲的基础常识
6 材料搭配要适宜
6 食材入锅时间巧把握
6 掌握好水的用量

7 第二章 自然香醇的蔬菜汤

8 西红柿
8 蔬菜安神汤
9 柠檬海带西红柿汤
10 鸡肉丸西红柿汤
11 猪肝西红柿汤
12 生菜西红柿汤
13 西红柿甘薯汤

14 白菜
14 白菜双冬汤
15 虾米白菜汤
16 翠绿粉丝汤
17 鲜香白菜紫菜汤
18 鲜蔬肉汤
19 丸子冻豆腐汤

20 菠菜
20 银耳菠菜汤
21 胡萝卜菠菜汤
22 白萝卜
22 萝卜牛腩煲
23 虾仁萝卜汤
24 白萝卜豆芽汤
25 萝卜黄花汤
26 冬瓜
26 高汤浸冬瓜
27 冬瓜蓉汤
28 海鲜冬瓜汤
29 冬瓜平菇汤
30 冬瓜虾干汤
31 绿豆冬瓜汤
32 土豆
32 土豆西红柿鸡腿煲
33 美味牛肉土豆汤
34 洋葱白菜土豆汤
35 萝卜土豆煲
36 山药
36 山药牛肚汤
37 燕麦山药羹
38 兔肉山药汤

39 第三章 养生滋补的畜肉汤

40 猪排骨
40 排骨竹笋汤
41 山药排骨汤
42 清香排骨汤
43 冬瓜薏米排骨汤
44 花生猪骨莲藕汤
45 荸荠芥菜排骨汤
46 牛肉
46 牛肉阿胶姜汤
47 清炖牛肉汤
48 淮杞牛腱
49 牛肉土豆汤
50 奶香牛腩煲
51 萝卜红豆牛肉煲
52 羊肉
52 羊肉枸杞汤
53 养胃羊肉汤
54 蜜枣羊肉汤

55 第四章 滋补美味的禽蛋汤

56 鸡肉
56 鸡丝豌豆汤
57 米香肉汤
58 长寿乌鸡汤

59 仔鸡香菇煲
60 花生莲子乌鸡汤
61 啤酒鸡球煲

62 鸭肉

62 茯苓老鸭汤
63 老鸭绿豆汤
64 美味鸭杂煲
65 海带炖鸭
66 双萝肉香老鸭汤
67 冬瓜薏米鸭肉汤

68 鸡蛋

68 火腿鸡蛋汤
69 紫菜蛋花汤
70 椒蛋油菜汤

71 第五章 清淡味美的豆类汤

72 豆腐

72 砂锅鱼头豆腐
73 豆腐笋肉汤
74 金枪鱼豆腐汤
75 豆腐草鱼汤
76 雪里蕻豆腐汤
77 砂锅豆腐汤

78 黄豆

78 黄豆猪蹄浓汤

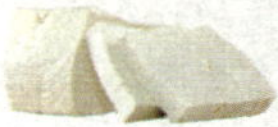

79 黄豆海带汤
80 黄豆双菇汤
81 苦瓜黄豆炖排骨

82 豆芽

82 椒豆虾汤
83 猪血豆芽汤
84 豆腐豆芽汤

85 第六章 增强体质的菌菇汤

86 黑木耳

86 木耳鹌鹑蛋汤
87 木耳冬笋汤
88 木耳香菜汤
89 木耳草菇汤
90 木耳黄花汤
91 什锦海鲜木耳羹

92 银耳

92 银耳花生汤
93 银耳桂圆牛肉煲
94 银耳莲子汤
95 百合炖银耳

96 香菇
96 菌香丝瓜汤
97 清蒸香菇红枣汤
98 莲藕菌菇汤

171 第七章 暖心养胃的水产汤

100 鲤鱼
100 鲤鱼菌菇汤
101 素鲤鱼汤
102 鲤鱼笋尖汤
103 豆腐鱼头煲
104 鲫鱼
104 鲫鱼豆腐肉汤
105 鲫鱼紫菜汤
106 鲫鱼萝卜汤
107 醋椒鱼汤
108 鲫鱼清汤
109 西红柿鲫鱼汤
110 蛤蜊
110 蛤蜊蛋汤
111 龙井蛤蜊汤
112 绿豆芽蛤蜊汤
113 墨鱼蛤蜊虾汤
114 蛤蜊海带肉汤
115 香菇蛤蜊排骨汤
116 海带
116 海带牛肉汤
117 海带土豆汤
118 菠菜海带汤

119 第八章 补养全身的养生汤

120 养心安神汤——让神经衰弱不再来
120 香芋百合芡实煲
121 山药红豆汤
122 莲子红枣小麦汤
123 何首乌红枣煲乌鸡
124 百合腰花汤
125 莲子百合鸡汤
126 补气养血汤——养出女人好气色
126 鲜蔬鹅肉汤
127 鸭肝滋补汤
128 鸭血油菜汤
129 补气参鸡汤
130 莲藕补血汤
131 薏米白果煲猪肚

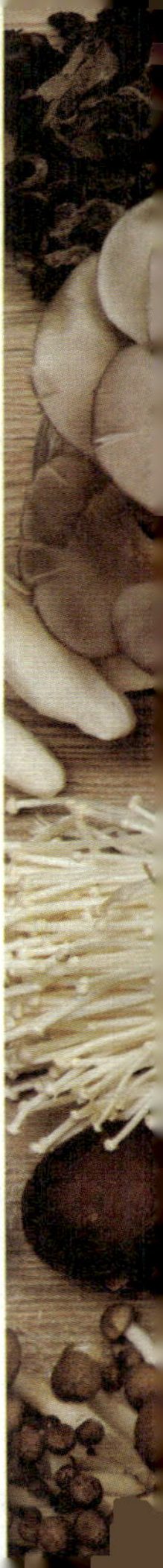

132　补钙壮骨汤——养好骨骼助长寿
132 椰香鸡汤
133 红酒炖羊肉
134 牛尾山药汤
135 糖醋猪骨汤
136　补脑益智汤——脑力充沛更聪明
136 茄香鳝鱼汤
137 鱼头脊骨汤
138 猪腰核桃汤
139 香煲鹌鹑汤
140 益智煲
141 人参玉竹煲翅群
142　健脾养胃汤——喝出健康好脾胃
142 多彩猪血煲
143 薏米藕香汤
144 鳜鱼丝瓜汤
145 牛奶山药汤
146 疙瘩饼丝汤
147 黑糖甘薯汤
148　补肾壮阳汤——强壮身体喝出来
148 清香羊肉煲
149 红豆乌鸡煲
150 羊肉滋补汤
151 腰花丝瓜汤
152 鱼露酸辣虾汤

编者公告

本书旨在为广大读者提供健康饮食的指导，并非医疗手册。本书所提供的信息是帮助读者养成科学、健康的饮食习惯，而不是代替医生开治疗处方。如果您怀疑自己身患疾病，建议您及时到医院接受必要的诊治。

第一章

巧手煲靓汤，新手轻松学

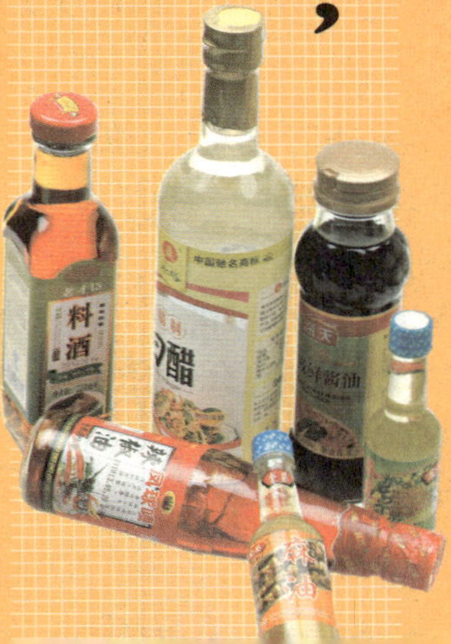

细数煲汤工具

高压锅

高压锅能在最短的时间内迅速将汤品煮好，食材营养却不会被破坏，既省火又省时，适于煮质地有韧性、不易煮烂的食材。但高压锅内放入的食物不宜超过锅内的最高水位线，以免内部压力不足，无法将食物快速煮熟。

不粘锅

不粘锅的特点是受热均匀，导热快，散热快，所以适合煲煮一些需要先炝锅的快汤、滚烫、炖煮之类的汤品。使用不粘锅不但可以减少汤品中油的含量，还兼顾了汤品的美味。最重要的是，食材也不容易粘锅。

不锈钢锅

不锈钢锅有耐用、耐腐蚀、防锈、不变形等优点，可煲煮鸡汤、猪骨汤等。

焖烧锅

焖烧锅是将食物放在锅内，在密封的状态下烧开后关火，然后借助食物自身温度使食物变得更软更烂的一种新型节能厨具。

这种断热烹调的锅适合煲纤维较多的猪肉、牛肉、鸡肉类汤品，此外也可煲豆类、糙米等坚硬谷豆类汤品，既可节约燃气，又可保留食物中的营养成分和自然美味。

瓦罐

瓦罐是由不易传热的石英、长石、黏土等材料配合制成的陶土经过高温烧制而成，具有传热均匀、散热缓慢等特点。煨制鲜汤时，瓦罐能均衡而持久地把外界热量传递到材料内部，相对平衡的环境温度也有利于水分子与食物的相互渗透，使食物质地更加酥烂。

砂锅

砂锅分陶砂锅和紫砂砂锅两种。陶砂锅有较好的保温性且耐酸碱、耐久煮，而且可以更好地保留汤的原汁原味，但它的缺点是散热性差、易破裂，所以千万不可先加热砂锅再加入冷水。紫砂砂锅除具有陶砂锅的优点外，还有活化脂肪酶的作用，可以分解食物中的脂肪，减少油腻降低胆固醇。

用砂锅煲出的汤汁，健康又美味。

盘点煲汤技法

煲汤是家常菜肴中不可缺少的一道风景，怎样煲汤、怎样煲好汤是每个新手必须掌握的厨艺之一。至于煲汤的方法，可以说形式各异，因此很有必要详细介绍一下。大体来说，煲汤的方法有以下五种。

炖

所谓炖，方法有好几种，有的是先用葱、姜炝锅（特别是鱼、羊肉等腥膻味重的食物），然后投入主料翻炒，或加料酒、盐，入味后再加水；有的可直接放入锅内清炖，熟后再加调料；还有的隔水清炖。炖一款美味鲜汤，还要在选料上细细思量，最好选择韧性较强、质地较坚硬的块状材料。炖出的汤具有汤汁清醇、质地软烂的特点。

煮

所谓煮，具体来说，就是把主料放在汤汁或清水中，用大火烧开后，改用中火或小火慢慢煮熟的一种烹调方法。在煮的过程中，汤汁或清水要一次性加足，不要中途续加（若要续加，宜加开水，不能加冷水），不需要勾芡。

煨

所谓煨，就是将质地较老的食材放入锅中，用小火

长时间加热直到食材熟烂为止，汤汁不用勾芡，盐一般在最后放入。需要进一步强调的是，煨汤必须选

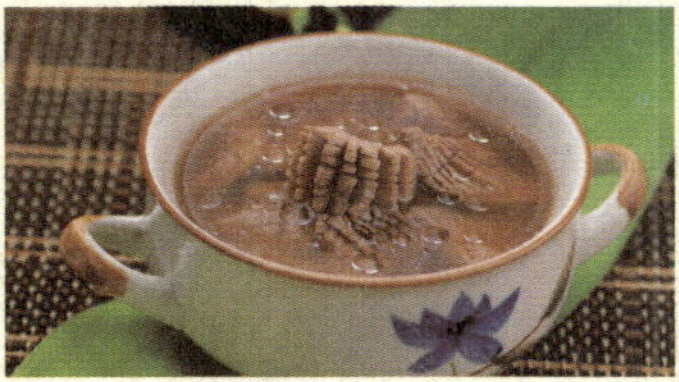

择质地较老、纤维较粗、不易煮熟的食材，并将其切成较小的块状。煨出的汤具有主料酥烂、汤汁浓香、口味醇厚的特点。

氽烫

所谓氽烫，就是对一些材料进行过水处理的方法，是煲汤的常用方法之一。氽烫的主料多加工成细小的片、丝、花刀形或制成丸子，而且成品的汤比较多。这种做法容易产生浮沫，要除去。

熬

所谓熬，就是将食物经初加工后，放入锅中，加入清水，用大火烧沸后改用小火熬至汁稠黏烂的烹制方法。熬多适用烹制含胶质多的食材。具体操作方法为：将食材用水泡发后，拣去杂质，冲洗干净，撕成小块，锅内先注入清水，再放入食材和调料用大火烧沸，撇净浮沫之后，改用小火熬至汁稠味浓即可。

家常汤煲的基础常识

材料搭配要适宜

许多食物之间已有固定的搭配模式，搭配得当有助于营养相互补充，即汤水中的“黄金搭档”。例如，将属于酸性食品的肉，与属于碱性食品的海带组合在一起，就是一个完美的组合，不仅汤的味道鲜美，营养价值还很高，人们称这种汤为“长寿食品”。但是，为了使汤的味道相对醇美，一般不提倡用多种肉煨一种汤。

食材入锅时间巧把握

煲汤时，肉食下锅前要先用沸水汆烫一下，而且一定要冷水下肉，这样的话，肉外层的蛋白质才不会马上凝固，可以充分地溶解到汤里，汤的味道会更加鲜美。此外，煲鸡汤时最好用整只鸡煲，这样煲好的汤中，鸡肉肉质更细腻。某些需要长时间炖煮的食材，宜切小块后再放入锅中。

掌握好水的用量

水既是汤中食材的溶剂，又是食材的传热媒介，还是汤的精华。煮汤时，用水量一般控制在主要食材质量的2～3倍，也可按熬一碗汤加2倍水的方法计算。做鱼汤时注意水要一次加足，中间再补水，汤就泄了，无法煲出奶汁样的汤。

第二章

自然香醇的蔬菜汤

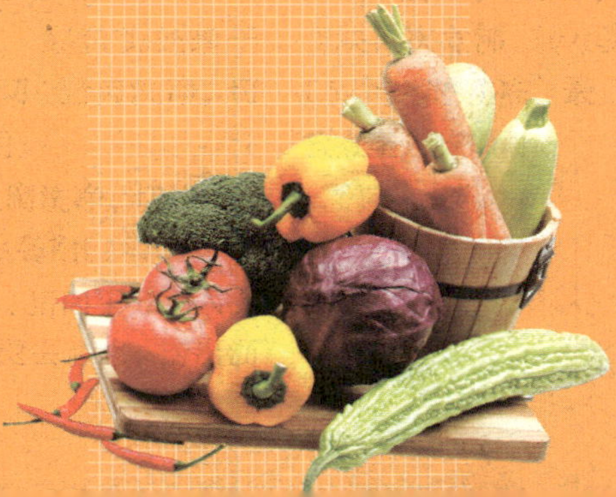

西红柿

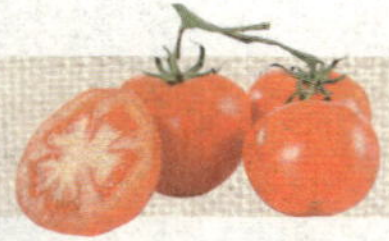

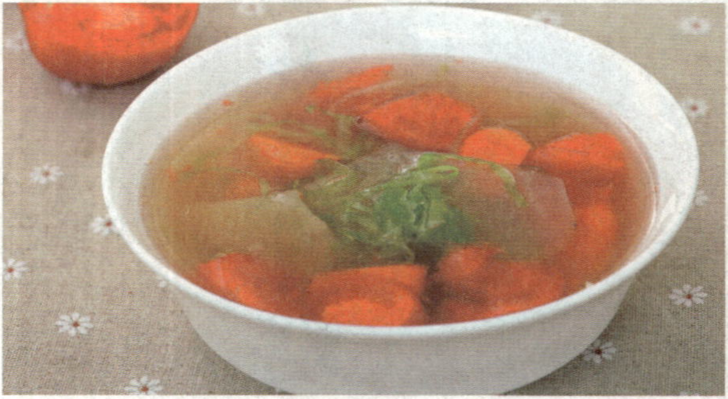

蔬菜安神汤

材料 / 西红柿、圆白菜各150克，胡萝卜、土豆各75克。

调料 / 盐适量。

做法 / ❶ 西红柿洗净，切小块；圆白菜洗净，切丝；胡萝卜洗净，切块；土豆洗净，切片，备用。

❷ 锅置火上，加入适量油烧热，然后放入西红柿块，翻炒至出汁，然后加入少许盐调味。

❸ 最后加入胡萝卜块和土豆片翻炒均匀，再加适量开水，然后放入圆白菜丝，再次煮沸直至煮至菜熟即可。

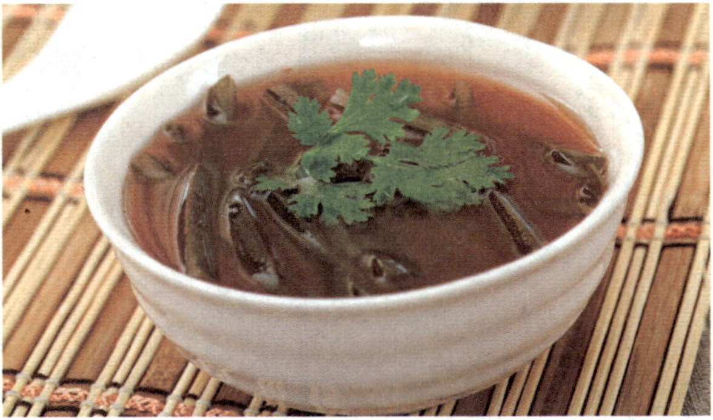

柠檬海带西红柿汤

材料 / 西红柿50克，水发海带250克，柠檬2个。

调料 / 奶油1大匙，酱油、盐、高汤各适量。

做法 / ❶ 西红柿洗净，去皮，取汁；柠檬洗净，取汁；将水发海带洗净，切成丝。

❷ 将海带丝放入高汤中煮5分钟捞出，备用。

❸ 将高汤倒入净锅中，加入奶油、酱油、盐、柠檬汁、西红柿汁。

❹ 最后倒入海带丝，煮熟后倒入汤碗内即可。

养生功效

西红柿富含苹果酸、柠檬酸等有机酸，能促使胃液分泌，增加胃酸浓度，调整胃肠功能，还具有助消化、润肠通便、美容护肤等功效。

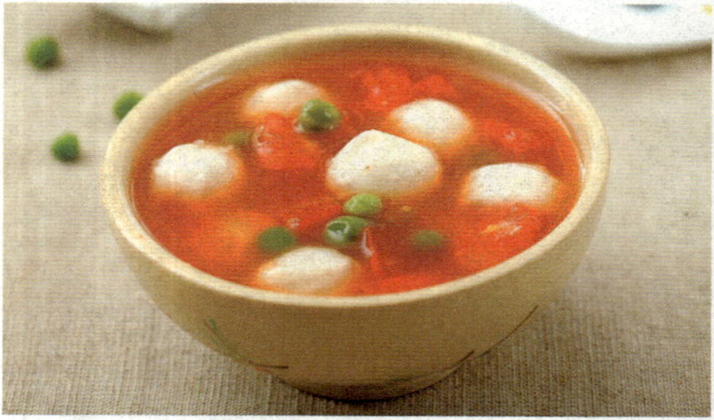

鸡肉丸西红柿汤

材料 / 鸡胸肉泥200克，西红柿丁150克，鸡蛋1个，豌豆60克。

调料 / 高汤500毫升，牛奶50毫升，料酒、熟鸡油、盐、干淀粉、鸡精各适量。

做法 / ❶ 将鸡蛋打散，取蛋清；干淀粉放入碗中，加牛奶和水搅拌均匀，部分倒入鸡胸肉泥中搅匀，再在鸡胸肉泥中加盐、蛋清抓匀所有材料均备齐。

❷ 锅中放高汤、豌豆、西红柿丁煮沸，然后将鸡胸肉泥挤成丸状下入锅中，再次煮沸，用余下的牛奶加干淀粉勾芡，煮到材料浮起，然后加料酒、盐、熟鸡油、鸡精调味即可。

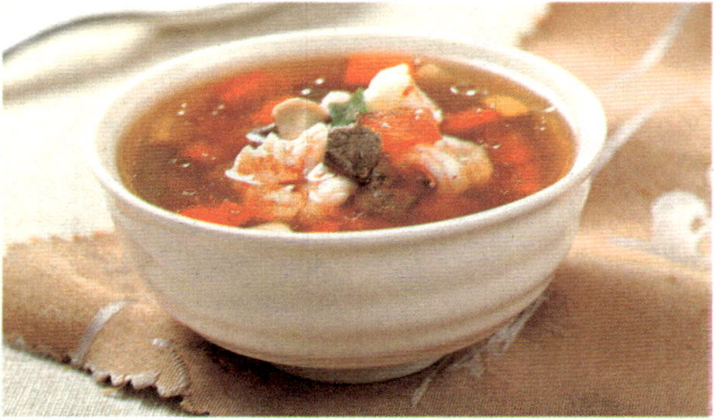

猪肝西红柿汤

材料 / 猪肝300克，西红柿200克，虾仁、蘑菇各60克，鸡蛋（打散）1个，葱花、姜片各适量。

调料 / 胡椒粉、料酒、盐各适量。

做法 / ❶ 猪肝去筋膜，洗净，切丁，放入碗中，然后调入姜片、鸡蛋液、少许盐、胡椒粉、料酒，搅打成浆，备用。

❷ 将蘑菇、虾仁分别洗净切丁；西红柿洗净，去皮，切丁，备用。

❸ 取一炖锅，加入猪肝丁及适量清水，用大火煮20分钟，再放入虾仁丁，调入料酒沸煮，随后放入蘑菇丁、西红柿丁，再次煮沸，出锅前入盐、葱花调味即可。

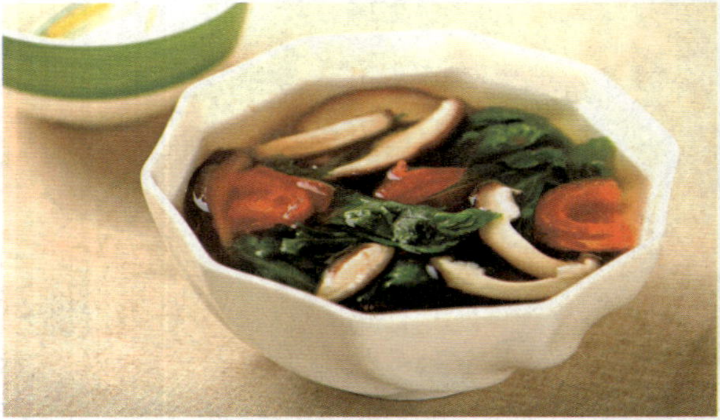

生菜西红柿汤

材料 /生菜1棵，西红柿150克，香菇50克，姜片适量。

调料 / 香油、盐、胡椒粉各适量。

做法 / ① 将生菜洗净；西红柿洗净，切块；香菇洗净，切条，备用。

② 锅置火上，倒油烧热，下入姜片爆香，再放入西红柿块快速翻炒，然后加入适量清水煮开。

③ 随即放入香菇条煮片刻，再放入生菜即可关火，最后加盐、胡椒粉调味，淋入香油即可。

养生功效

西红柿所含营养素具有静心作用，生菜有镇痛催眠作用，两者搭配，对长期失眠的人有显著功效。

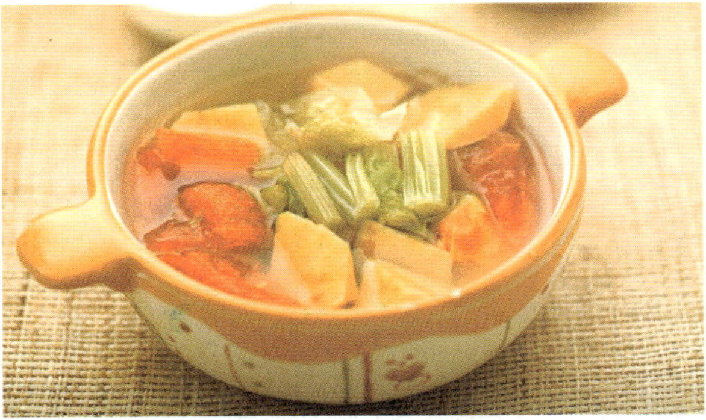

西红柿甘薯汤

材料 / 甘薯、西红柿各1个，西芹2根，圆白菜1/4个，洋葱半个，胡萝卜半根。

调料 / 盐1大匙，香油半小匙。

做法 / ❶ 将甘薯、洋葱分别去皮，洗净，切块；胡萝卜、圆白菜均洗净，切块；西芹洗净，切段；西红柿洗净，放入沸水中汆烫，去皮，切大块。

❷ 锅内加适量清水烧开，将甘薯块、胡萝卜块放入沸水锅中小火煮约40分钟，再加入圆白菜块、洋葱块、西芹段煮约5分钟。

❸ 然后在锅中放入西红柿块煮熟，调入适量盐，淋入香油即可。

白菜

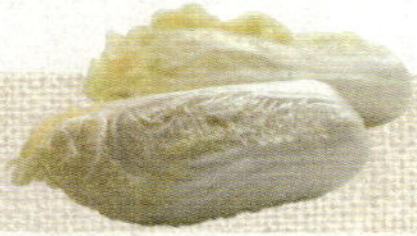

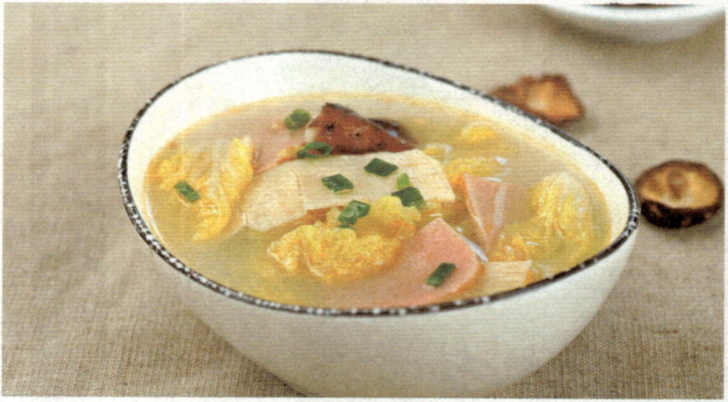

白菜双冬汤

材料 / 白菜心 500 克，冬笋片 50 克，火腿片、冬菇各 20 克，葱花、姜末各适量。

调料 / 盐、味精、熟鸡油、熟猪油、料酒各适量，奶汤 600 毫升。

做法 / ❶ 白菜心洗净，沥干，切段；冬菇去蒂洗净，入清水中泡发后切片，同冬笋片入沸水中汆烫至熟。❷ 锅置火上，加入熟猪油烧热，爆香姜末，放入白菜心段翻炒片刻，再加盐、奶汤、料酒煮 5 分钟。❸ 放入剩余所有材料，煮熟，淋入熟鸡油，放味精调味，撒葱花即可。

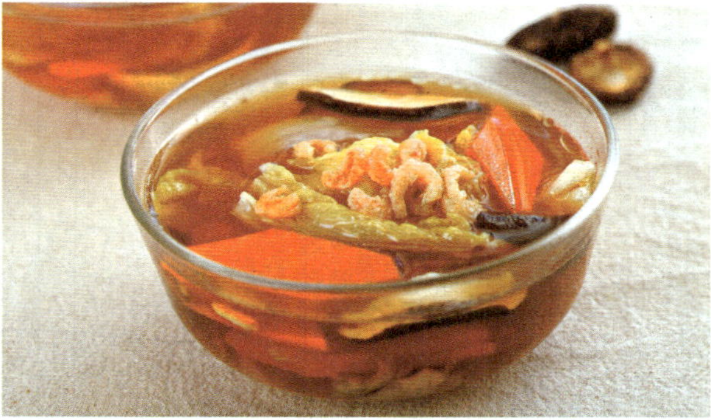

虾米白菜汤

材料 / 白菜200克，虾米、姜片、葱段、水发香菇、胡萝卜、枸杞各少许。

调料 / 水淀粉5克，盐、花椒粉、香油、酱油各适量，鸡精1克。

做法 / ❶ 白菜洗净，切片，入烧热油的锅中滑一下，捞出，控油；香菇、胡萝卜分别洗净，均切片；虾米泡洗干净。

❷ 油锅烧热，放入葱段、姜片炒香，再加入剩余材料及清水烧沸，并调入盐、酱油、花椒粉、鸡精烧熟入味，用水淀粉勾芡，淋入香油即可。

养生功效

白菜含有丰富的粗纤维，有润肠、促进排毒的作用。

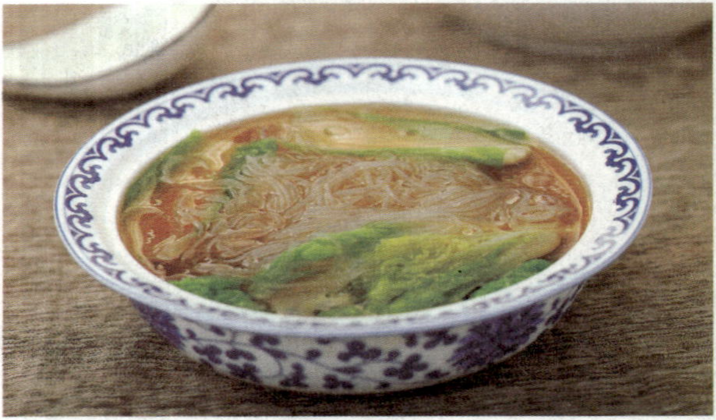

翠绿粉丝汤

材料 / 小白菜、粉丝各100克，葱末少许，姜末适量。

调料 / 香油、盐、酱油各适量。

做法 / ❶ 小白菜去根，洗净，切段；粉丝用温水泡发，洗净，沥干水分，备用。❷ 油锅烧热，炒香葱末，然后放入小白菜段、姜末、酱油翻炒片刻，再加入适量清水，接着放入粉丝，煮软后加盐调味，最后滴入香油即可。

养生功效

小白菜中含有大量的胡萝卜素，比豆类、西红柿、瓜类都多，并且还有丰富的维生素C，可促进皮肤细胞代谢。

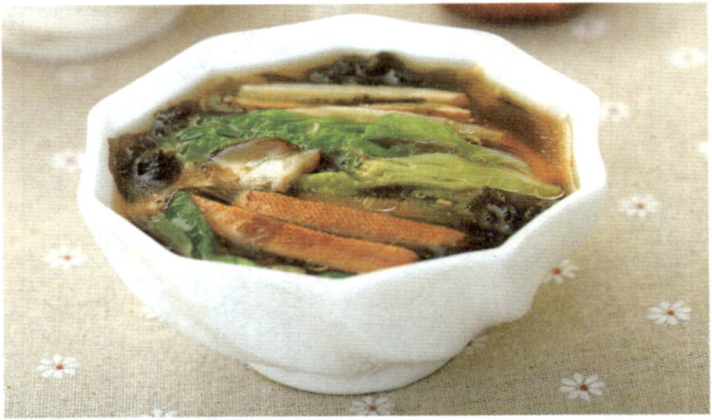

鲜香白菜紫菜汤

材料 / 干紫菜、竹笋、鲜香菇、小白菜、豆腐干各50克，姜适量。

调料 / 盐、味精、香油、酱油各适量。

做法 / ❶ 干紫菜掰成块；香菇去蒂洗净，切丝；豆腐干洗净切条；竹笋去皮，洗净，入沸水中汆烫至熟，捞出，切丝；小白菜洗净；姜洗净切末，备用。

❷ 锅置火上，加入适量油烧热，油烧热后，放入豆腐干条、香菇丝、竹笋丝略煸炒，然后加入适量清水和紫菜块，煮沸后加姜末、盐、酱油、味精调味，再次煮沸后淋入香油，最后放入小白菜略煮即可出锅装盘。

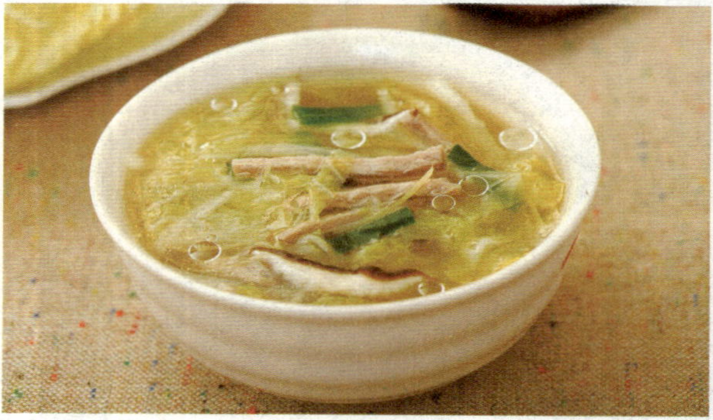

鲜蔬肉汤

材料 / 鲜香菇、白菜各150克，猪肉100克，葱、姜各适量。

调料 / 盐适量。

做法 / ❶ 鲜香菇去蒂洗净，切丝；白菜帮洗净，切丝；白菜叶洗净撕片；猪肉洗净，切丝；葱洗净切段；姜洗净切丝，备用。❷ 油锅烧热，放入葱段、姜丝、鲜香菇丝、白菜帮丝，煸炒3分钟，倒入适量清水煮5分钟，然后放入猪肉丝，搅拌均匀，煮至变白后放入白菜叶片，最后加盐煮至材料熟透即可。

养生功效

此汤中含有丰富的维生素，多吃大白菜有很好的护肤和养颜功效。

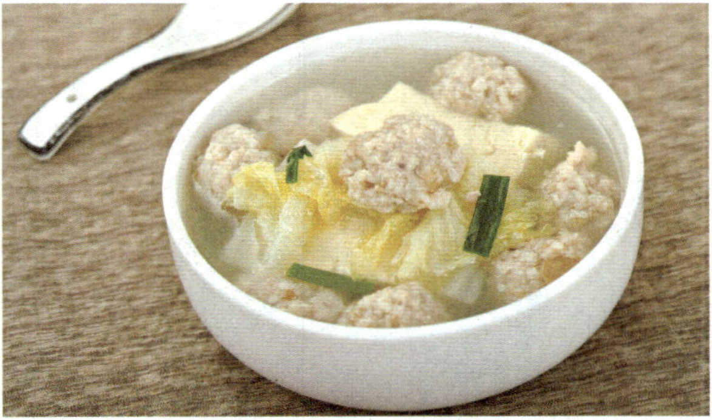

丸子冻豆腐汤

材料 / 冻豆腐2块，猪肉末250克，白菜400克，草菇末150克，葱适量，韭菜段少许。

调料 / 干淀粉适量，盐、味精各少许。

做法 / ❶ 冻豆腐用清水冲洗干净，切成块；白菜洗净，切成块；葱洗净，切成段；猪肉末加入适量盐、干淀粉、草菇末搅拌均匀。

❷ 锅置火上，倒入适量水烧开，然后将搅拌好的猪肉末用手虎口处挤成球状，即成丸子。

❸ 将做好的丸子放入沸水中煮熟。

❹ 然后加入葱段、白菜块、冻豆腐块一起煮至白菜块软化，最后加入盐、味精调味，撒入韭菜段即可。

菠菜

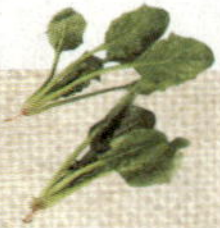

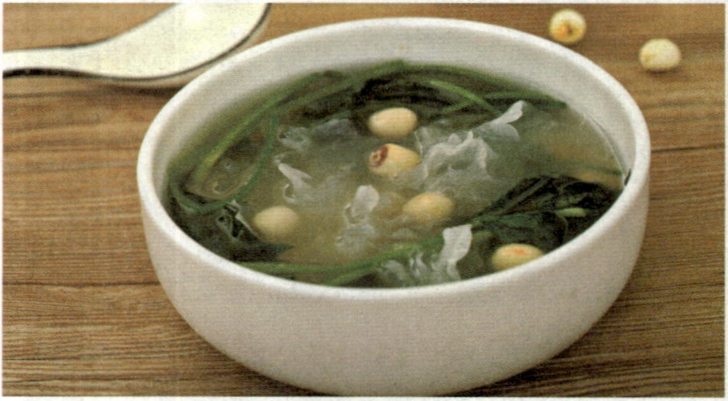

银耳菠菜汤

材料 / 菠菜100克，银耳20克，莲子适量。

调料 / 盐（白糖）适量。

做法 / ❶ 菠菜择洗净；银耳入温水中浸泡至发，去蒂洗净，撕小朵；莲子入清水中浸泡至发，备用。
❷ 锅置火上，加入适量清水，放入银耳、莲子，以小火煮20分钟，然后放入菠菜煮5分钟，最后加盐或者白糖调味即可。

养生功效

菠菜中含有大量植物粗纤维，具有促进肠道蠕动的作用，利于排便。

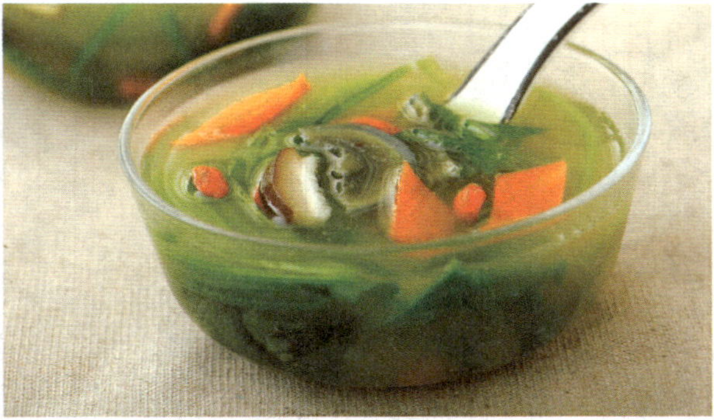

胡萝卜菠菜汤

材料 / 菠菜300克，胡萝卜30克，鲜香菇、净枸杞、松花蛋、姜片各适量。

调料 / 高汤、香油、盐各适量，鸡精少许。

做法 / ❶ 菠菜择洗净；胡萝卜、香菇洗净，均切片；松花蛋切块。

❷ 菠菜、胡萝卜片、香菇片分别入沸水中汆烫后捞出，沥干，备用。

❸ 油锅烧热，炒香姜片，放入松花蛋块煎至变黄，倒入高汤，放入剩余所有材料再调入盐、鸡精，淋入香油，倒入碗中即可。

养生功效

菠菜中所含的胡萝卜素，能有效维护正常视力和上皮细胞的健康。

白萝卜

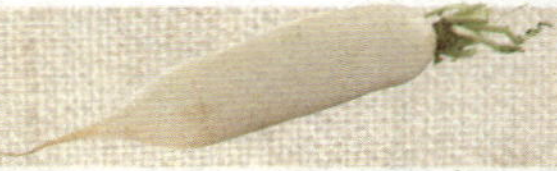

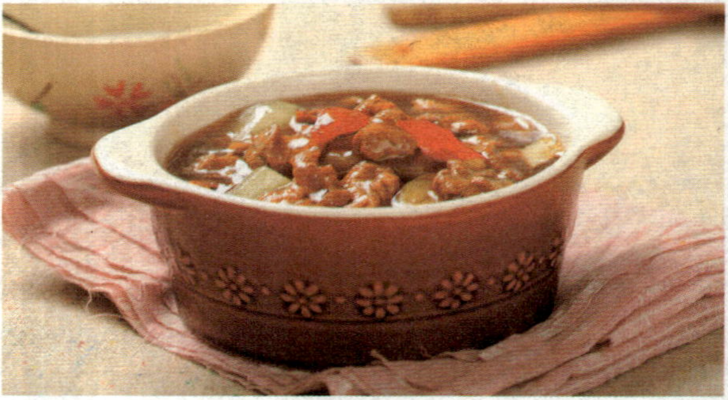

萝卜牛腩煲

材料 / 熟牛腩500克，白萝卜200克，姜片、蒜片各适量，红辣椒1个。

调料 / A. 柱侯酱2大匙，醪糟适量；B. 盐少许，酒1大匙，蚝油、酱油各1小匙，白糖2小匙，牛高汤1000毫升；C. 水淀粉2大匙。

做法 / ① 白萝卜洗净切块；红辣椒去蒂及子，洗净切片；熟牛腩切块。

② 油锅烧热，放入蒜片、姜片、红辣椒片后用小火炒至出香味，再放入熟牛腩块和调料A炒匀，然后放入白萝卜块和调料B大火煮沸。

③ 移至炖锅内，用小火炖熟，用水淀粉勾芡。

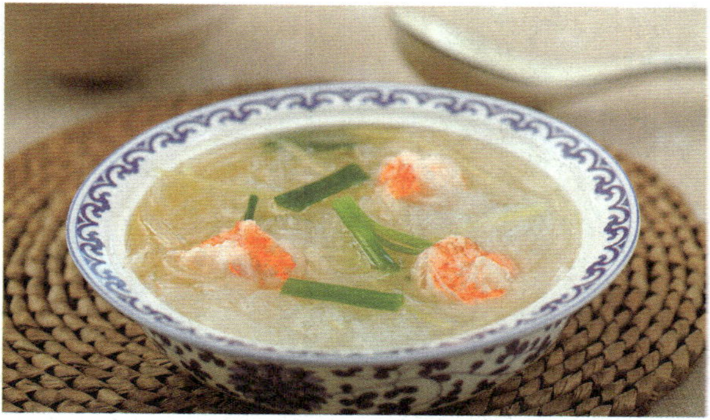

虾仁萝卜汤

材料 / 白萝卜600克，虾仁150克，粉丝100克，葱、姜各适量。

调料 / 盐少许，鸡精、胡椒粉、白糖、料酒各适量。

做法 / ① 白萝卜洗净，去皮，切丝，入沸水锅中汆烫后捞出；虾仁洗净；葱切段；姜切丝。

② 油锅烧热，爆香葱段、姜丝后，烹入料酒，加适量清水，接着放入白糖、盐、鸡精煮沸，然后放入白萝卜丝、虾仁、粉丝煮熟，最后放入胡椒粉煮均匀即可。

养生功效

白萝卜中的芥子油能促进胃肠蠕动，增加食欲，帮助消化，有助于增强机体免疫力。

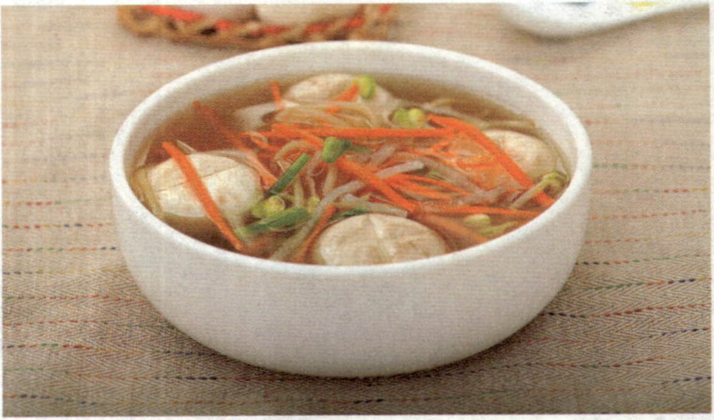

白萝卜豆芽汤

材料 / 白萝卜丝、黄豆芽各 50 克，口蘑 30 克，胡萝卜丝 20 克，葱段、姜片各适量。

调料 / 熟猪油、盐、胡椒粉、干淀粉、味精、料酒各适量。

做法 / ❶ 白萝卜丝、胡萝卜丝用干淀粉抓匀；口蘑去蒂洗净，入淡盐水中浸泡后捞出，在菇面剞十字刀；黄豆芽洗净，备用。

❷ 锅中加熟猪油烧热，炒香葱段、姜片后，加入适量清水，煮沸，放入口蘑大火煮 6 分钟，再放入黄豆芽，转小火煮至熟，捞出锅中的材料放入碗中，放入白萝卜丝、胡萝卜丝煮至再沸，加盐、料酒、味精调味，倒入碗中，加胡椒粉即可。

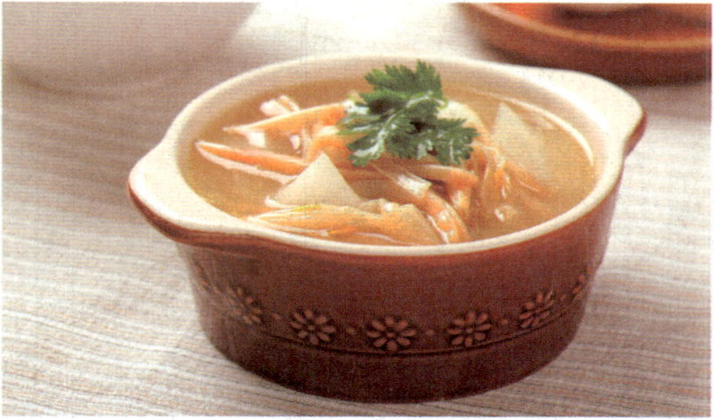

萝卜黄花汤

材料 / 干黄花菜、白萝卜各120克，香菜适量。

调料 / 浓汤宝1个。

做法 / ① 干黄花菜用温水泡约30分钟，清洗几次，挤干水分，备用。

② 白萝卜洗净后切滚刀块，备用；香菜洗净切段，备用。

③ 汤锅置火上，加入适量水煮沸，然后加入适量浓汤宝，略煮后加入处理好的黄花菜和白萝卜块，煮沸后改小火煮20分钟，装碗后用香菜段点缀即可。

养生功效

白萝卜含有木质素，能提高巨噬细胞的活力。此外，白萝卜所含的多种酶能分解致癌的亚硝酸胺，具有防癌作用。

冬瓜

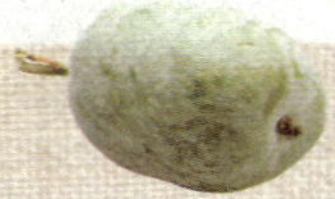

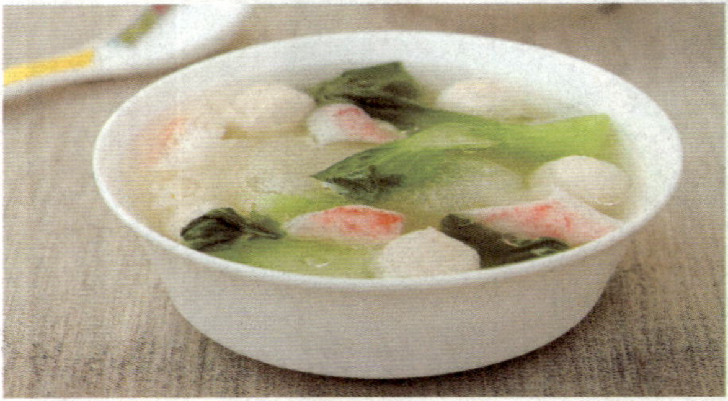

高汤浸冬瓜

材料 / 冬瓜200克，油菜心80克，蟹棒、鱼丸各50克，姜适量。

调料 / 高汤500毫升，香油、盐、胡椒粉、味精各适量。

做法 / ❶ 冬瓜洗净，去皮、瓤，切厚片；油菜心择洗干净，备用；姜洗净切片，备用。

❷ 锅内加高汤煮沸，放入冬瓜片、姜片烧煮片刻后，加盐调味。

❸ 然后放入鱼丸、油菜心煮沸，撇去浮沫，接着放入蟹棒，搅拌均匀后，加胡椒粉、味精调味，最后淋香油即可出锅装盘。

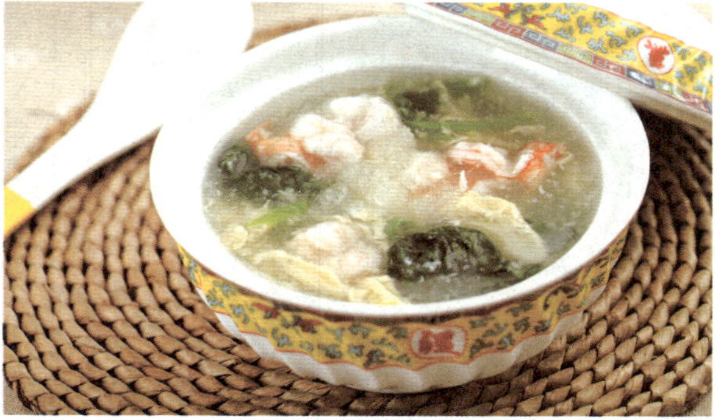

冬瓜蓉汤

材料 / 菠菜 320 克，冬瓜 300 克，虾仁 200 克，鸡蛋 1 个。

调料 / 白胡椒粉、盐、鸡精、水淀粉、料酒、香油各适量。

做法 / ❶ 菠菜洗净，入水中浸泡 30 分钟，捞出，切段；冬瓜洗净，去皮、瓤后切块，入搅拌机中搅打成蓉；虾仁处理干净，切段；鸡蛋磕入碗中，打散，加少许水，搅拌均匀，备用。

❷ 虾段入碗中加料酒腌渍 20 分钟，备用。

❸ 锅置火上，加入适量清水，煮沸后放入腌渍好的虾仁，然后加水淀粉勾芡，接着放入菠菜段，边搅拌边淋入蛋液，最后调入盐、鸡精、白胡椒粉、香油即可出锅。

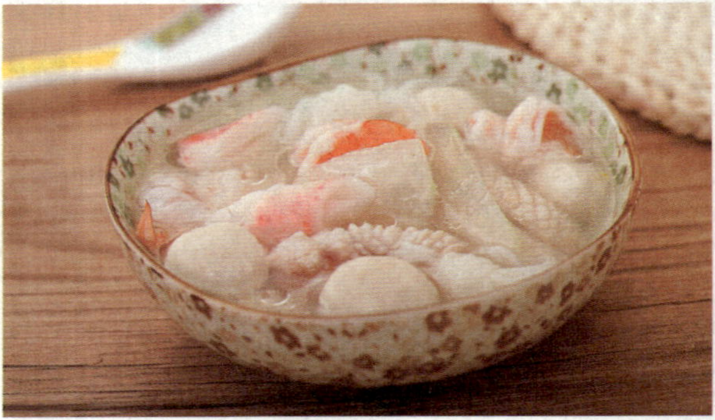

海鲜冬瓜汤

材料 / 冬瓜100克，鲜鱿鱼80克，魔芋丝、虾丸各50克，蟹棒40克，净虾仁35克。

调料 / 高汤、盐、鸡精各适量。

做法 / ❶ 冬瓜洗净，去皮，切片；鲜鱿鱼处理干净，切段；蟹棒切段备用。

❷ 锅置火上，加入适量清水煮沸，分别放入冬瓜片、鱿鱼段、虾丸、蟹棒段、虾仁略汆烫后捞出，冲洗干净，沥干，备用。

❸ 净锅置火上，倒入高汤，再放入冬瓜片、鱿鱼段、魔芋丝、虾丸、蟹棒段、虾仁用大火煮熟透入味。

❹ 最后加盐、鸡精调味即可。

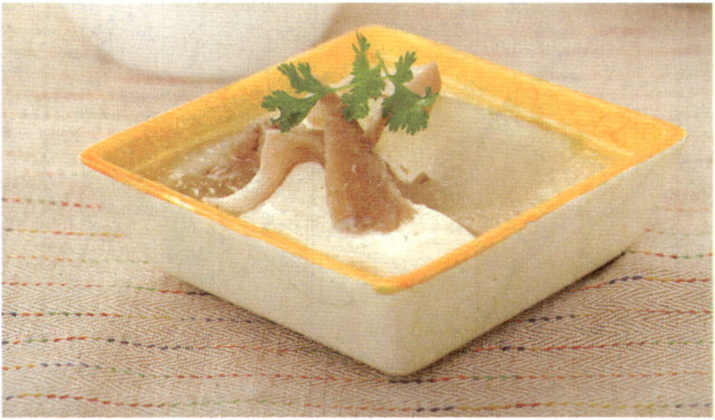

冬瓜平菇汤

材料 / 平菇200克，冬瓜100克，豆腐1盒，葱末、姜末、香菜叶各适量。

调料 / 蘑菇浓汤、盐、香油、酱油各适量。

做法 / ❶ 平菇洗净，撕朵；豆腐洗净，切片；冬瓜洗净，切块。

❷ 油锅烧热，放入平菇朵煎至表面金黄，盛出，沥油，备用。

❸ 另起油锅烧热，放入豆腐片、冬瓜块、平菇朵和酱油翻炒片刻，然后放入蘑菇浓汤、葱末、姜末、盐搅拌均匀，煮熟，淋入香油，撒香菜叶即可。

养生功效

冬瓜具有利水化痰、解毒排脓的功效，有助于排出人体内的湿热。

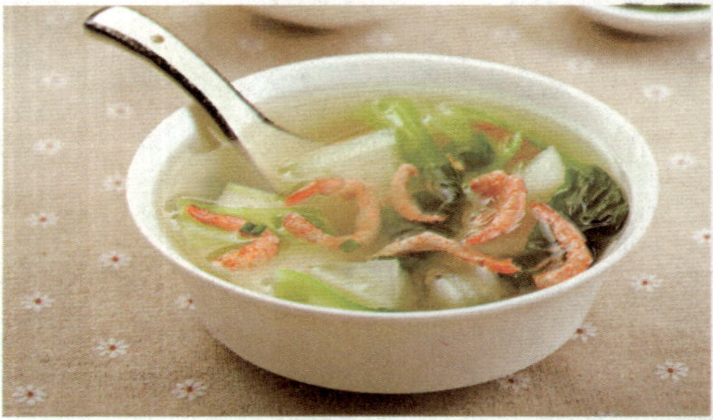

冬瓜虾干汤

材料 / 虾干250克，冬瓜150克，油菜、葱、姜各适量。

调料 / 料酒、香油、盐各适量，鸡精少许。

做法 / ① 冬瓜洗净，去皮、瓤，切块，入沸水中略汆烫后捞出；虾干洗净；油菜择洗净；葱、姜分别洗净切末。

② 油锅烧热后，炒香葱末、姜末，再加入料酒和适量清水，放入冬瓜块和虾干，大火煮沸后转小火，加入油菜续煮约10分钟，再加盐、鸡精调味，继续煮约9分钟，最后淋香油即可。

养生功效

冬瓜内含蛋白质和大量维生素与矿物质，对护肤美白有一定的作用。

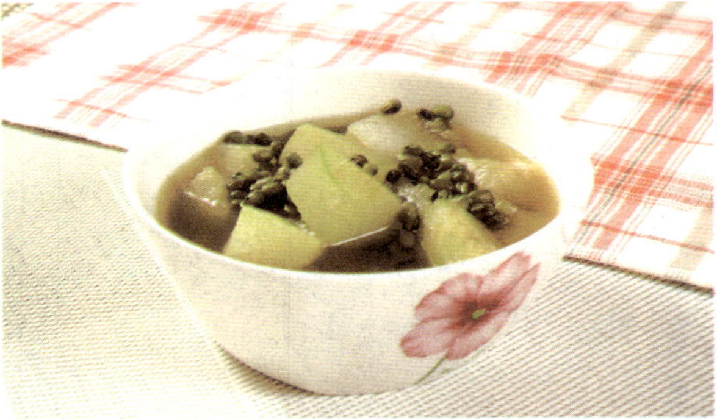

绿豆冬瓜汤

材料 / 绿豆200克，冬瓜500克。

调料 / 白糖适量。

做法 / ❶ 绿豆洗净，入水中略浸泡2个小时，捞出；冬瓜洗净，去皮和子，切块。

❷ 将绿豆、冬瓜块放入锅中，加适量水以大火煮开，转小火煮至绿豆开花，撒入白糖调味拌匀即可。

养生功效

此汤具有减肥降脂、清热解毒的功效，而且有助于控制血糖，降低血脂、预防动脉粥样硬化；还能调节免疫功能。夏日常喝此汤，还能清暑益气、止渴利尿，是养生保健的佳品。

土豆

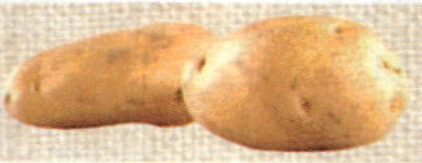

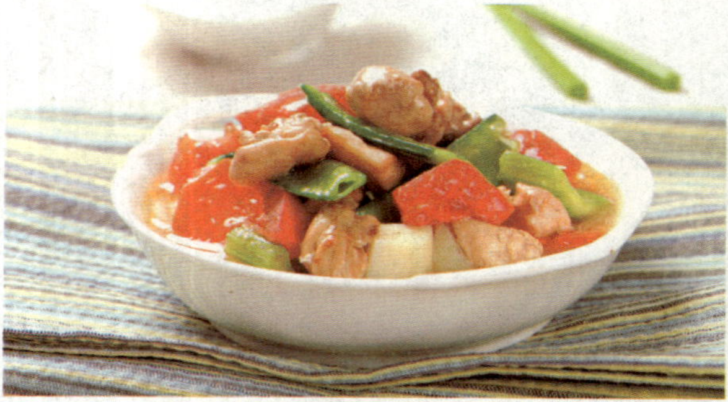

土豆西红柿鸡腿煲

材料 / 鸡腿 500 克，土豆、西红柿块各 150 克，芹菜块、胡萝卜各适量，豌豆荚少许。

调料 / 盐少许，迷迭香适量，鸡高汤 2000 毫升。

做法 / ❶ 鸡腿洗净，剁成块；土豆去皮洗净，切块；豌豆荚择去老筋后洗净，备用。

❷ 将豌豆荚放入沸水锅中汆烫至熟透。

❸ 锅内热油，放入鸡腿块煎至成两面金黄。

❹ 再放入除豌豆荚外的剩余材料炒匀，放入所有调料，用小火炖煮。

❺ 最后放入豌豆荚略煮，搅拌均匀，入味即可。

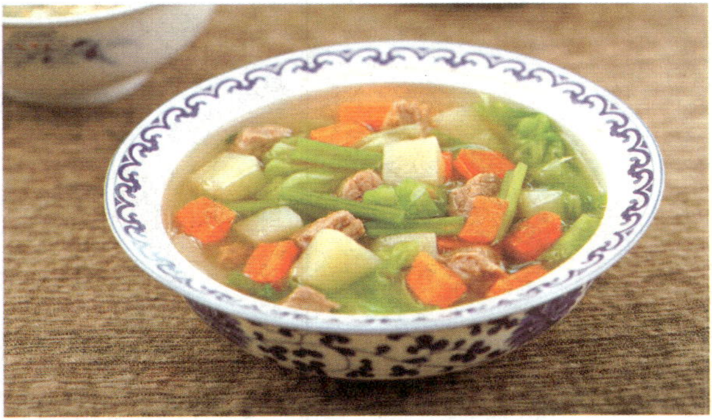

美味牛肉土豆汤

材料 / 熟牛肉200克，圆白菜、土豆、胡萝卜、洋葱、芹菜各50克。

调料 / 牛油、盐、胡椒粉、高汤、味精各适量。

做法 / ❶ 熟牛肉切丁；圆白菜洗净，切块；土豆、胡萝卜分别洗净，去皮，切丁；洋葱洗净去老皮，切末；芹菜择洗干净，沥干水分切小段，备用。

❷ 锅中放入牛油烧至熔化，放入洋葱末、胡萝卜丁翻炒出香味后，放入高汤煮沸，然后放入熟牛肉丁、圆白菜块、土豆丁、芹菜段一同下锅煮约10分钟。

❸ 煮至所有材料熟烂，最后加胡椒粉、盐、味精调味即可。

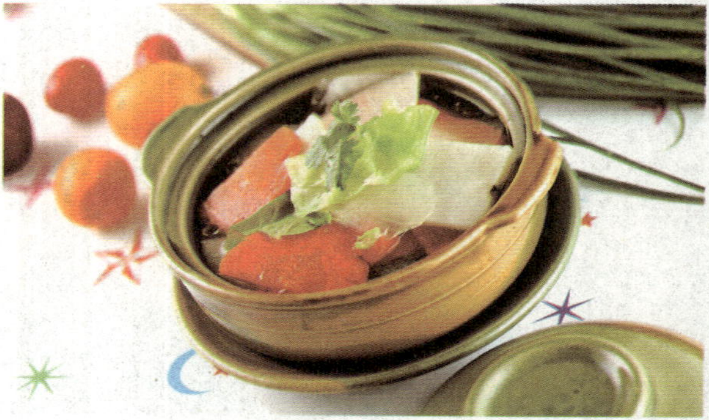

洋葱白菜土豆汤

材料 / 白菜150克，洋葱、土豆、胡萝卜各100克。

调料 / 盐适量。

做法 / ❶ 将洋葱除去薄膜，逐片剥下。

❷ 土豆与胡萝卜均洗净，去皮，切片；白菜切大块。

❸ 锅内加适量水，下入所有材料，大火烧开后用小火煮20分钟，加盐调味即可。

养生功效

土豆有和胃调中、健脾益气的作用，对胃溃疡、习惯性便秘、热咳及皮肤湿疹有辅助食疗功效。土豆所含的膳食纤维细嫩，对胃肠黏膜无刺激，有解痛或减少胃酸分泌的作用。常食土豆已成为防治胃癌的辅助疗法。

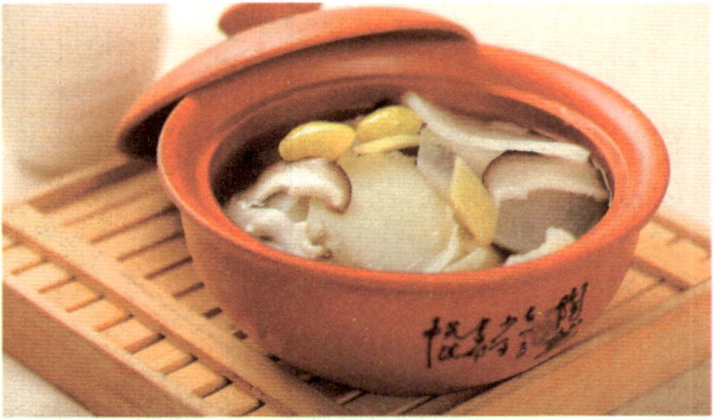

萝卜土豆煲

材料 / 白萝卜、土豆各100克，香菇、白果、姜片各适量。

调料 / 蚝油、酱油、盐、高汤各适量。

做法 / ❶ 白萝卜、土豆均去皮，洗净，切片；香菇洗净，切片。

❷ 白萝卜片入沸水中汆烫，捞出沥干。

❸ 油锅烧热，爆香姜片，下入所有材料，加适量水，调入全部调料，大火煮开，然后改小火慢煮至入味即可。

养生功效

土豆有很好的呵护肌肤、保养容颜的功效。新鲜土豆汁液直接涂敷于面部，增白作用明显。土豆汁对清除色斑效果明显，无副作用。

山药

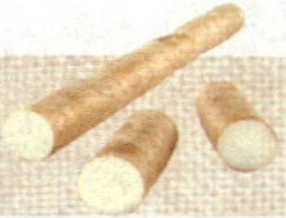

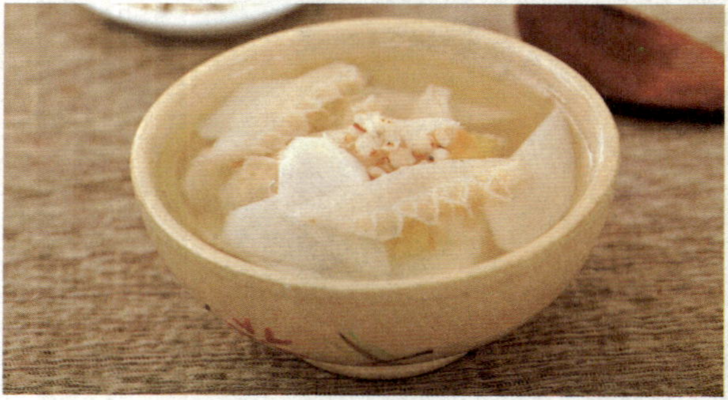

山药牛肚汤

材料 / 山药250克，鲜牛肚200克，薏米30克，姜适量。

调料 / 干淀粉1小匙、盐少许。

做法 / ❶ 山药洗净，去皮，切片。

❷ 牛肚去白筋，洗净后加少许盐、干淀粉腌渍，切片。

❸ 薏米淘洗干净，入清水中浸泡2个小时；姜洗净切片，备用。

❹ 锅置火上，加入适量清水，大火煮沸后放入山药片、牛肚片、薏米、姜片。

❺ 再次煮沸后转小火煮1个小时左右，最后加盐调味即可。

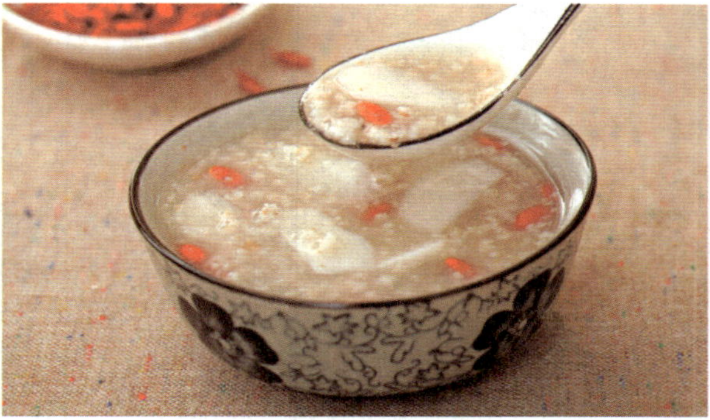

燕麦山药羹

材料 / 山药块100克，薏米30克，燕麦、枸杞各适量。

调料 / 冰糖适量。

做法 / ❶ 薏米洗净，入清水中浸泡2.5个小时。

❷ 锅中加入适量清水，放入薏米、山药块，大火煮沸后，放入冰糖、燕麦拌匀，放入枸杞略煮即可。

养生功效

薏米具有利水消肿、健脾利湿、清热排脓等功效，为常用的药食两用材料。此外，薏米中还含有多种维生素和矿物质，能起到促进新陈代谢和减少肠胃负担的作用。其所含的硒元素能有效抑制癌细胞的增殖，有一定防癌作用。

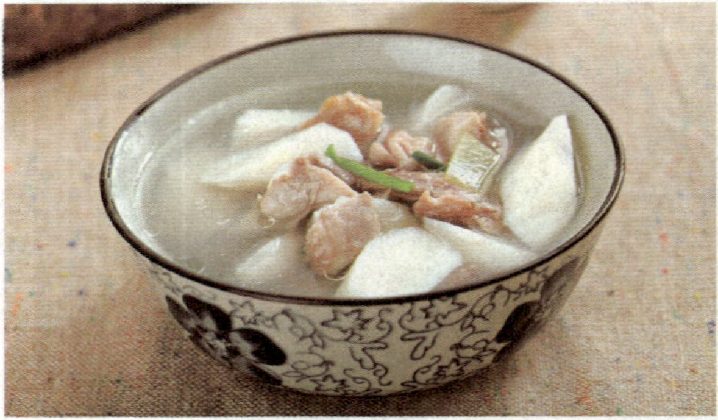

兔肉山药汤

材料 / 山药150克、兔肉100克，葱、姜各适量。

调料 / 五香粉、料酒、盐、味精各适量。

做法 / ❶ 山药洗净，去皮，切块；兔肉洗净，切块；葱洗净切段；姜洗净切片，备用。

❷ 锅置火上，加入适量油烧热，放入兔肉块以大火煸炒至变色，然后放入山药块、葱段、姜片煸炒片刻，再加入适量清水，调入料酒、五香粉，小火煮至材料熟烂，最后调入盐、味精，出锅装盘即可。

养生功效

山药富含多种维生素、氨基酸和矿物质，可以调节人体脂质代谢异常，预防动脉硬化。

第三章

养生滋补的畜肉汤

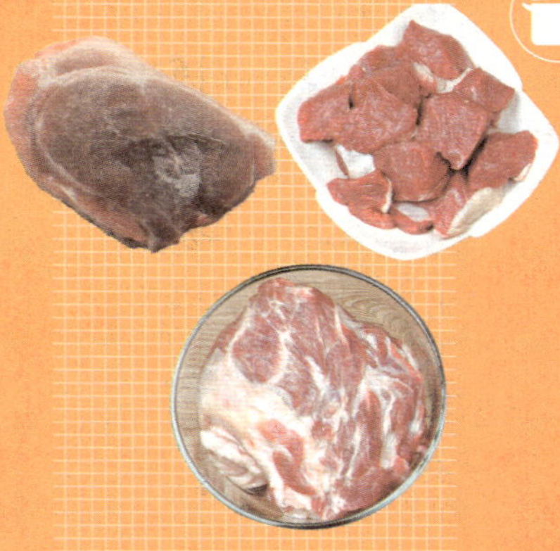

猪排骨

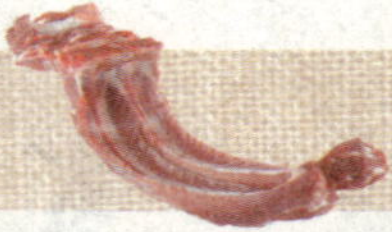

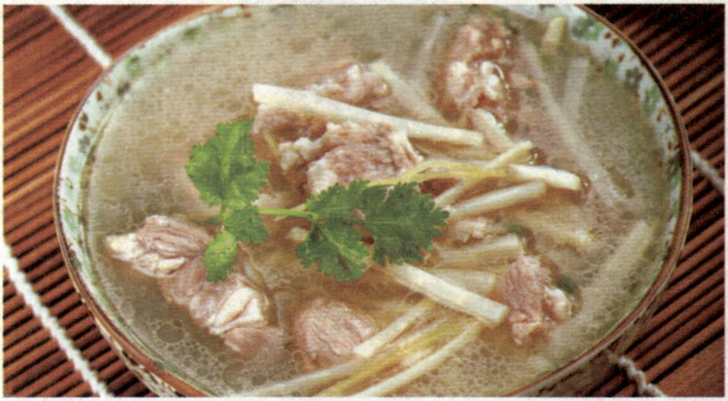

排骨竹笋汤

材料 / 猪排骨250克、笋干100克、姜丝20克，葱花、香菜叶各少许。

调料 / 鸡精半小匙、盐、白胡椒粉各少许，白糖、料酒各适量。

做法 / ❶ 笋干冲洗后拭干切丝，用色拉油爆炒。

❷ 另起锅，加入料酒、清水和猪排骨，烧开煮约5分钟并捞除油沫。

❸ 加入笋丝续煮10分钟，放入其他调味料与姜丝、葱花调匀，装盘用香菜叶点缀即可。

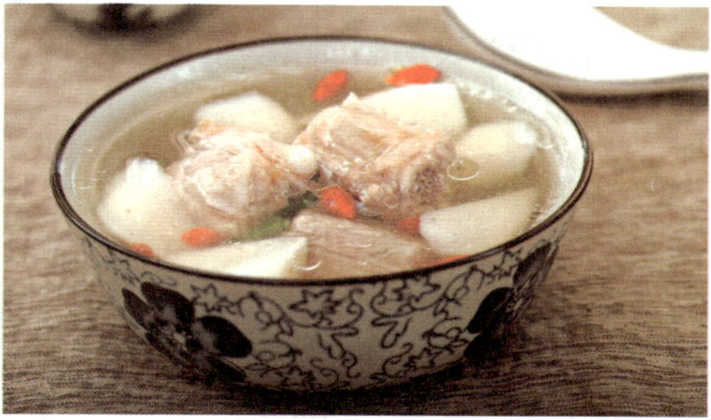

山药排骨汤

材料 / 猪排骨250克，山药150克，枸杞10克，葱段、姜片各适量。

调料 / 清汤1000毫升，料酒100毫升，盐、味精各适量。

做法 / ❶ 山药去皮，洗净，切成块，入沸水锅中汆烫片刻。

❷ 猪排骨洗净，剁成块，入沸水锅汆烫后洗净。

❸ 砂锅中加入清汤、排骨块、葱段、姜片、料酒，煮沸后撇去浮沫，加盖煮至排骨块熟烂。

❹ 放入山药块，加入盐、味精煮至入味，加入枸杞即可。

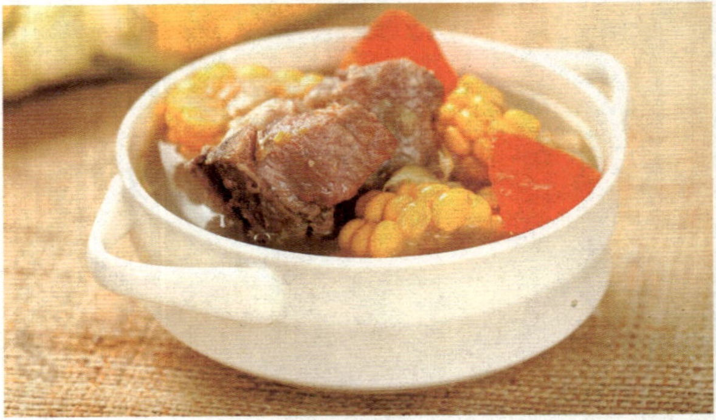

清香排骨汤

材料 / 猪排骨400克，玉米200克，胡萝卜100克，葱适量。

调料 / 盐适量。

做法 / ❶ 猪排骨洗净后，切成块；胡萝卜洗净，切滚刀块。

❷ 玉米去皮及须，洗净，切段；葱洗净，切段，备用。

❸ 将猪排骨块放入沸水中汆烫，捞出，洗去血沫，沥干水分，备用。

❹ 将所有材料放入砂锅内，加水至水没过材料，调入盐，用大火煮沸后改小火炖煮至排骨肉变软即成。

养生功效

猪排骨含有大量磷酸钙、骨胶原，可为幼儿和老人提供钙质，对人体有很大益处。

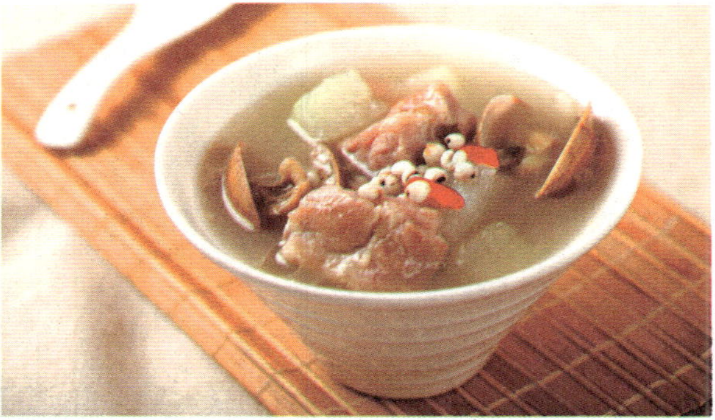

冬瓜薏米排骨汤

材料 / 猪排骨500克，冬瓜200克，薏米、蛤蜊各100克，姜片、枸杞各适量。

调料 / 盐、料酒各适量。

做法 / ❶ 猪排骨洗净，切块，入沸水中汆烫，捞出，冲净；冬瓜洗净，去籽，切块；蛤蜊入盐水中吐净泥沙，捞出，洗净，沥干；薏米用清水淘洗干净，入高压锅中煮熟；枸杞泡水；其余材料均备齐。

❷ 汤锅上火，倒入适量清水，放入冬瓜块、猪排骨块、姜片、煮熟的薏米，大火煮开，改小火稍煮片刻，加入蛤蜊、盐、料酒，煮至蛤蜊开口，撒入枸杞即可出锅装盘。

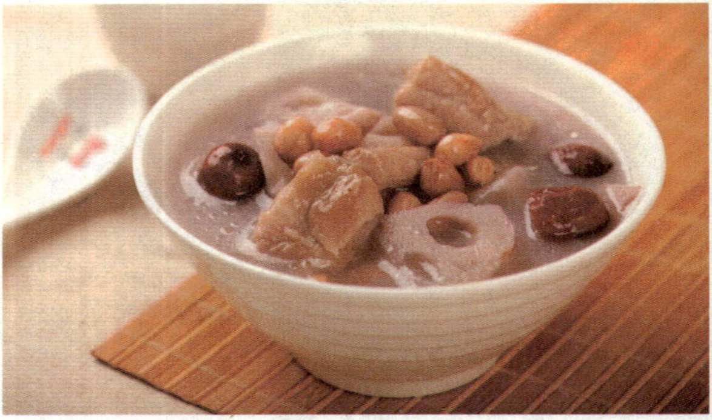

花生猪骨莲藕汤

材料 / 猪排骨300克，莲藕150克，花生仁50克，红枣10颗，姜丝适量。

调料 / 盐适量，鸡精、料酒各少许。

做法 / ❶ 猪排骨砍成块；莲藕去皮切厚片。

❷ 猪排骨块入沸水中汆烫，捞出，沥干水分，备用。

❸ 将猪排骨块、莲藕片、花生仁、红枣、姜丝一起放入炖盅内，注入适量清水和料酒，炖约1.5小时，调入盐、鸡精即可出锅装盘。

养生功效

猪排骨能及时补充人体所必需的骨胶原等物质，增强骨髓造血功能，有助于骨骼的生长发育，成人喝可延缓衰老。

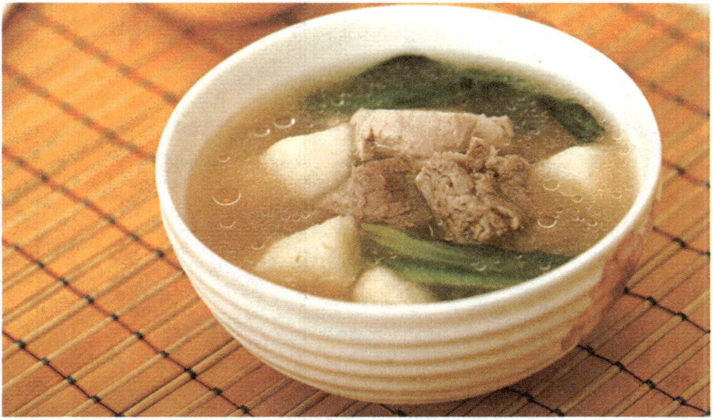

荸荠芥菜排骨汤

材料 / 猪排骨300克，芥菜100克，荸荠50克，蒜蓉少许。

调料 / 盐、白糖、生抽、料酒、味精各适量。

做法 / ❶ 猪排骨洗净，切块；芥菜择洗干净，切段；荸荠洗净去皮，在盐水中略泡后捞出，切块，备用。

❷ 将芥菜段和排骨块分别放入沸水锅中汆烫片刻，捞出，沥干水分；将荸荠块放入热油锅中略炸，捞出，沥干油盛出，备用。

❸ 油锅烧热，加蒜蓉爆炒至出香味，烹入料酒，下入排骨块、芥菜段和荸荠块略炒，加适量清水，炖至材料熟透时，加盐、白糖、生抽调味，起锅前调入味精即可。

牛肉

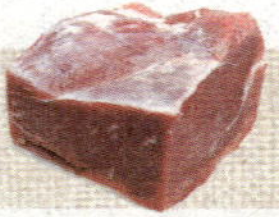

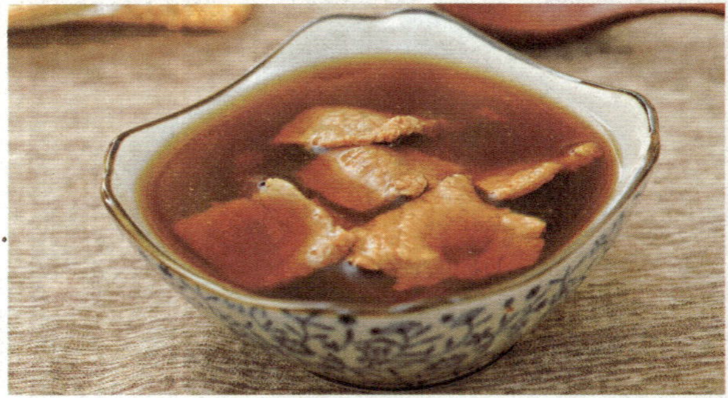

牛肉阿胶姜汤

材料 / 牛肉200克，阿胶适量，姜少许。

调料 / 盐、醪糟各适量。

做法 / ❶ 牛肉去筋膜，洗净，切片；姜洗净切片，备用。

❷ 砂锅中加入适量清水，放入牛肉片、姜片，调入醪糟，小火煮35分钟，最后放入盐、阿胶，煮至阿胶溶解即可食用。

养生功效

牛肉营养价值很高，古有“牛肉补气，功同黄芪”之说。尤其是寒冬时节，多食牛肉可暖胃，是补益佳品。

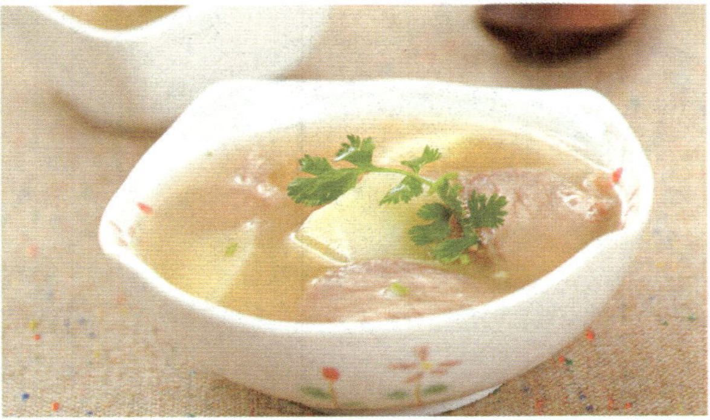

清炖牛肉汤

材料 / 牛里脊肉片500克，土豆块250克，葱段、葱末、姜片各适量，香菜叶少许。

调料 / 盐、胡椒粉、料酒、香油、桂皮各适量。

做法 / ❶ 牛里脊肉片洗净后入沸水中汆烫至变色，捞出，沥干；土豆块入清水中浸泡。

❷ 锅中加水、牛肉片、葱段、姜片、料酒、桂皮、盐，大火煮沸后转小火煮10分钟左右，捞出葱段、姜片、桂皮。

❸ 倒入砂锅中，放入余下材料及调料煮熟，装盘后点缀香菜叶即可。

养生功效

牛肉含酪蛋白、白蛋白、球蛋白较多，这对提高机体免疫功能，增强体质有益。

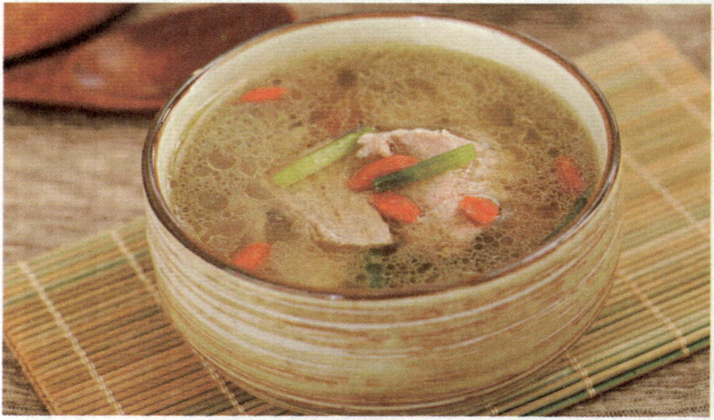

淮杞牛腱

材料 / 牛腱肉 300 克，山药片 250 克，枸杞、葱段各适量，姜片少许。

调料 / 盐、味精、料酒各适量。

做法 / ❶ 将所有材料均洗净，备齐。

❷ 将牛腱肉切成 0.4 厘米厚的片，用沸水汆一下后洗净，沥干水分。

❸ 锅内放油烧热，加入牛腱肉片和料酒煸炒片刻，盛入砂锅中，放山药片、枸杞、姜片、葱段、盐、味精及适量开水，盖好盖子，用大火炖至软烂，取出姜片和葱段即可装盘。

养生功效

这道汤能开胃健力、延年益寿，对人体裨益很大。

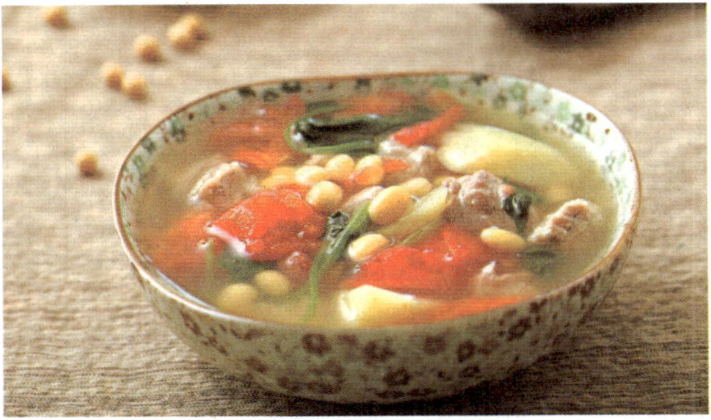

牛肉土豆汤

材料 / 牛腩200克，土豆、西红柿各1个，菠菜、黄豆各50克。

调料 / 盐适量。

做法 / ❶ 牛腩洗净，切块；土豆洗净，去皮，切块；西红柿洗净，切片；菠菜择洗净；黄豆洗净，加入清水中浸泡一夜。

❷ 锅置火上，加入适量油烧热，炒香牛腩块，接着放入适量清水，煮沸后加土豆块、黄豆，大火煮3分钟后转小火煮20分钟，放入菠菜、西红柿片，再次煮沸后加盐煮至入味即可。

养生功效

牛肉富含维生素，能够促进蛋白质的合成，有助于体育锻炼后身体的恢复。

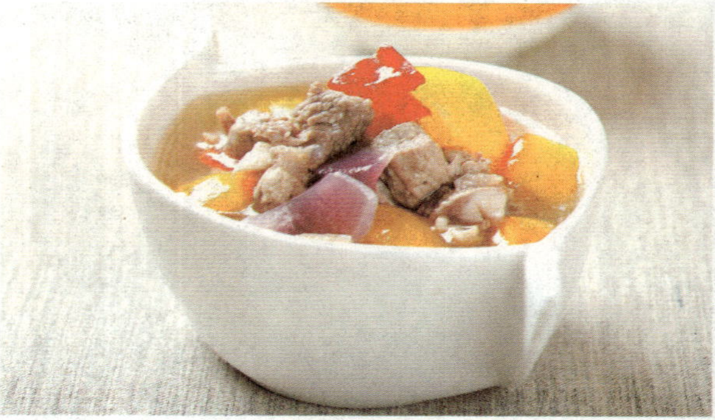

奶香牛腩煲

材料 / 牛腩300克，黄椒50克，红椒25克，洋葱适量。

调料 / 酸奶3大匙，鸡精适量，高汤1500毫升。

做法 / ❶ 牛腩洗净，切块；洋葱去皮后洗净，切块；红椒、黄椒均去蒂和子，洗净切片。

❷ 锅置火上，倒入适量清水烧沸，再放入牛腩块汆烫至变色，捞出。

❸ 锅热油，先放入洋葱块炒香，再放入红椒片、黄椒片炒匀盛出。

❹ 净锅中放入牛腩块和高汤，大火煮开，撇去浮沫，淋入部分酸奶，转小火炖煮半小时。

❺ 再放入其余材料，煮至熟透入味，最后用鸡精调味，淋上剩余酸奶即可。

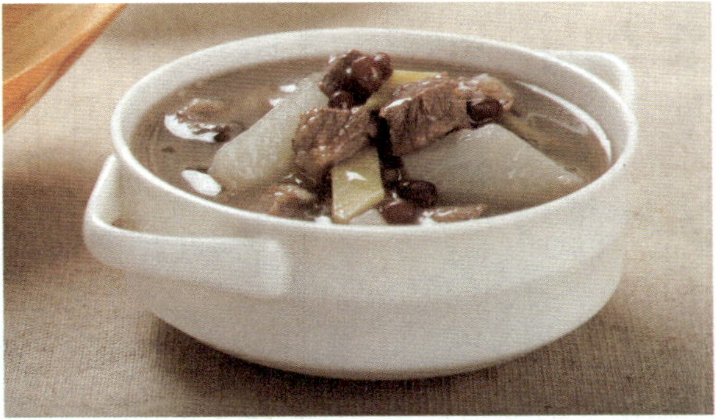

萝卜红豆牛肉煲

材料 / 牛肉500克，白萝卜200克，红豆100克，姜片适量。

调料 / 盐、白糖各适量，醪糟50毫升。

做法 / ❶ 红豆提前浸泡约2个小时，洗净；牛肉洗净切块；白萝卜去皮后洗净，切块；其余材料均备齐。

❷ 将牛肉块放入沸水锅中汆烫后捞出，洗净，沥干水分，备用。

❸ 净锅置火上，放入白萝卜块、红豆、姜片、醪糟和适量清水，大火烧开。

❹ 然后放入牛肉块再次烧沸，撇去浮沫，盖上锅盖后改用小火炖煮约1.5个小时，最后用盐、白糖调味稍煮，出锅装盘即可。

羊肉

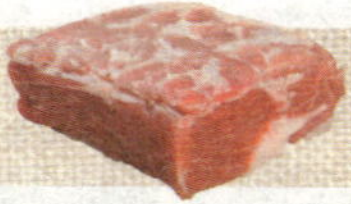

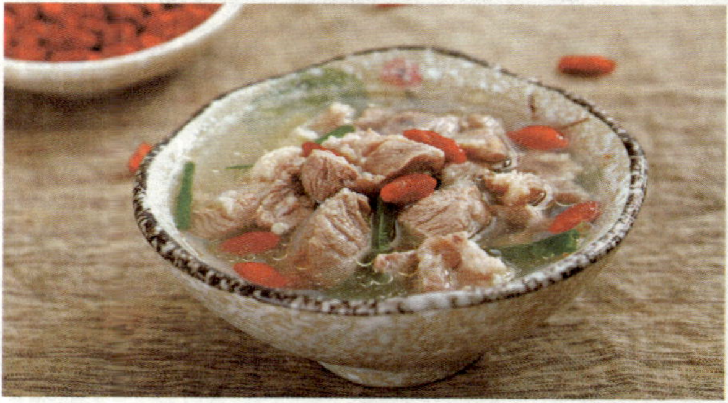

羊肉枸杞汤

材料 / 羊肉500克，枸杞20克，葱、姜、蒜各适量。

调料 / 料酒1大匙，盐、胡椒粉、味精、香油各适量。

做法 / ❶ 将羊肉洗净切块，入冷水锅中，大火烧开，汆烫去血水，捞出，冲洗干净；枸杞洗净；葱洗净切段；姜洗净切片；蒜去皮，备用。

❷ 锅内热油，炒香葱段、姜片、蒜、羊肉块，接着烹入料酒，炒至肉熟后，倒入砂锅中，然后加入适量清水，放入枸杞，大火煮沸后转小火煮至熟烂，加盐、味精、胡椒粉，淋香油即可。

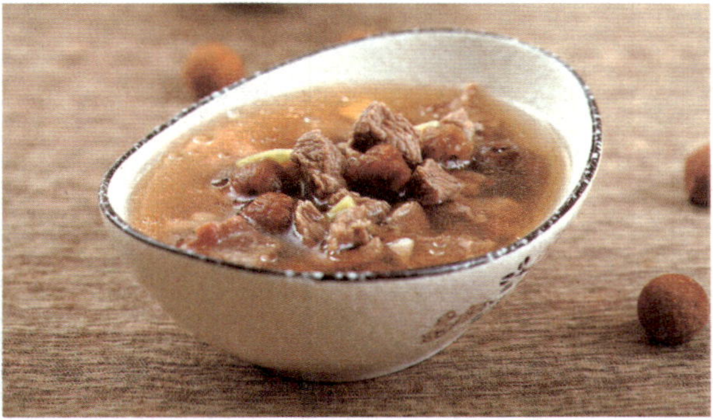

养胃羊肉汤

材料 / 羊肉500克，桂圆肉、姜各30克，葱适量。

调料 / 料酒、盐各适量。

做法 / ❶ 羊肉洗净，切块，入沸水中汆烫出血沫后，捞出。

❷ 姜洗净，拍散；葱洗净，切段，备用。

❸ 砂锅置火上，加入适量清水，放入羊肉块、桂圆肉、姜、葱段，调入料酒。

❹ 大火煮沸后转小火，煮至肉熟烂，最后加盐煮至入味即可。

养生功效

羊肉加中药桂圆、姜一并炖食，可以补虚疗损，对虚劳羸瘦、腰膝酸软、肢体不温及精神萎靡、眩晕短气有很好的补益作用。

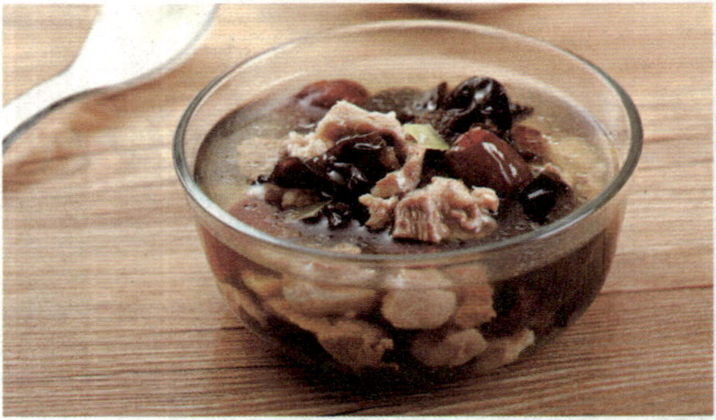

蜜枣羊肉汤

材料 / 羊肉750克，黑木耳30克，蜜枣少许，姜适量。

调料 / 盐适量。

做法 / ❶ 羊肉洗净，切块，入沸水中汆烫后捞出；黑木耳入温水中浸泡至发，去蒂洗净，撕小朵；姜洗净，切片。

❷ 锅置火上，加入适量清水，放入羊肉块、蜜枣、姜片，大火煮沸后转小火煮约2个小时，煮至材料熟烂，放入黑木耳、盐，煮熟即可盛出食用。

养生功效

羊肉具有温中散寒的作用，有助于冬天暖身。感冒怕冷的人可以食用羊肉，能增强体质，并提高机体的抗寒能力。

第四章

滋补美味的禽蛋汤

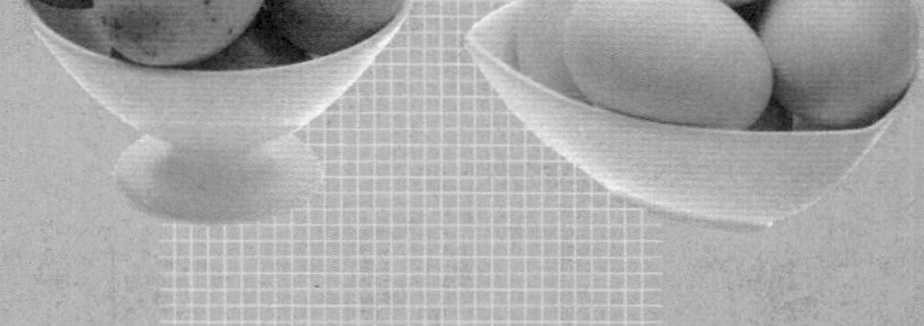

鸡肉

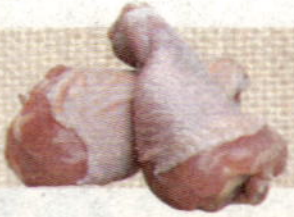

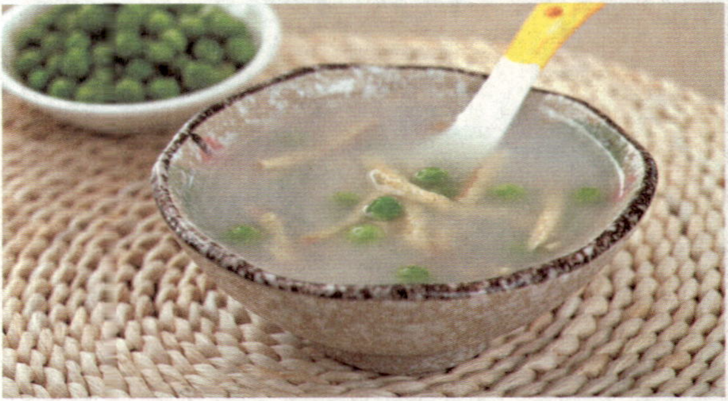

鸡丝豌豆汤

材料 / 鸡脯肉200克，豌豆100克，鸡蛋1个，葱丝、姜丝各适量。

调料 / 水淀粉、盐、料酒、味精、高汤各适量。

做法 / 1 鸡脯肉洗净，切丝，备用；豌豆洗净后煮熟，捞出，沥干。

2 鸡蛋取蛋清；鸡脯肉丝放入碗中，加蛋清、盐、水淀粉搅拌均匀后，入热油锅中滑至变色，捞出。

3 锅底留油，炒香葱丝、姜丝，调入料酒，倒入高汤，煮沸后放入熟豌豆、鸡脯肉丝，煮沸后撇去浮沫，调入盐、味精即可。

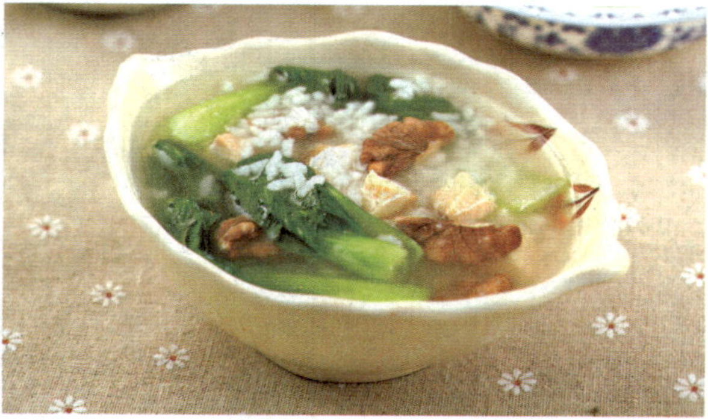

米香肉汤

材料 / 大米150克，鸡脯肉100克，核桃仁、油菜各适量。

调料 / 盐、白酒各适量。

做法 / ❶ 大米淘洗干净；鸡脯肉洗净，切丁；核桃仁洗净；油菜洗净，入沸水中汆烫熟。

❷ 鸡脯肉丁入碗中，加盐、白酒搅拌均匀，入蒸锅中蒸15分钟。

❸ 锅置火上，加水放入大米，煮至九成熟。

❹ 然后放入油菜、核桃仁、蒸好的鸡肉丁及汤汁，搅拌均匀，最后煮至入味即可。

养生功效

鸡肉对营养不良、畏寒怕冷、乏力疲劳、月经不调、贫血、虚弱等均有很好的食疗作用。

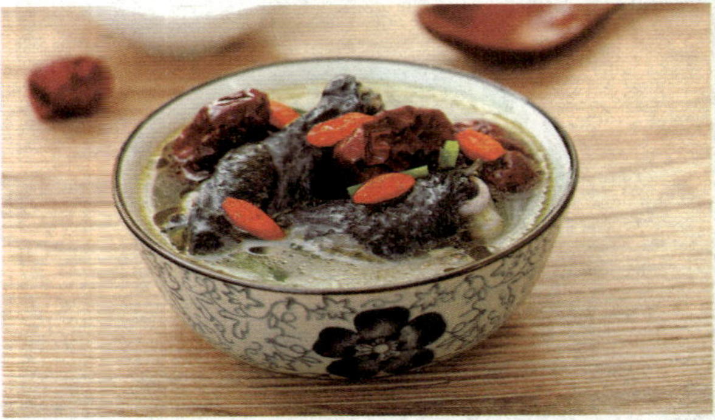

长寿乌鸡汤

材料 / 净乌鸡500克，长寿草、枸杞、红枣、葱段、姜各适量。

调料 / 胡椒粉、盐、料酒、味精各适量。

做法 / ❶ 乌鸡洗净，去爪；长寿草洗净，切段；枸杞洗净；红枣洗净，去核，备用。

❷ 乌鸡腹部朝上放入锅中，接着放入长寿草段、枸杞、红枣、葱段、姜、料酒，再倒入适量清水，大火煮沸后撇去浮沫，然后转小火煮至乌鸡肉熟烂，捞出葱段、姜，加盐、味精、胡椒粉煮至入味即可。

养生功效

乌鸡具有滋阴补肾，养血益精的作用。

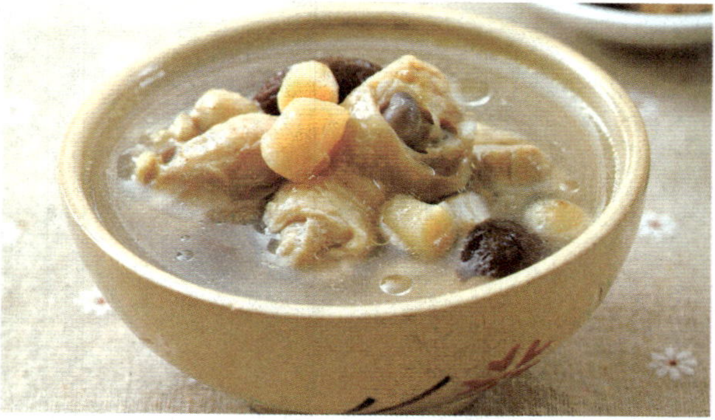

仔鸡香菇煲

材料 / 仔鸡块500克，鲜香菇5朵，干贝、姜片各适量。

调料 / 火腿汁、牛奶、料酒、高汤、盐、味精各适量。

做法 / ❶ 仔鸡块入沸水中汆烫6分钟，捞出，洗净，沥干；香菇去蒂洗净；干贝洗净，入清水中泡发。

❷ 将仔鸡块放入碗中，再入干贝、香菇、高汤、火腿汁、盐、料酒、味精、姜片，入蒸锅中蒸至熟，捞出姜片。

❸ 最后倒入牛奶继续蒸20分钟，取出即可。

养生功效

鸡肉中的蛋白质含量极高，且消化率高，易被人体吸收，所含营养具有滋补作用。

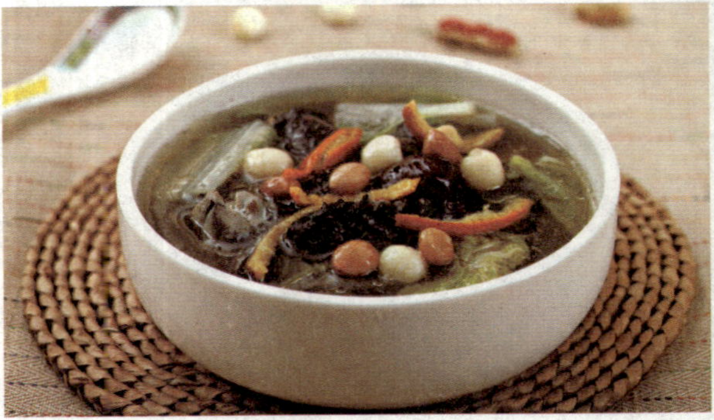

花生莲子乌鸡汤

材料 / 乌鸡肉500克，花生仁100克，白菜、莲子各50克，蜜枣5颗。

调料 / 陈皮1块，香油、盐各适量。

做法 / ❶ 白菜洗净，切片；其余材料分别洗净；莲子去心；陈皮刮去内瓤。

❷ 将乌鸡肉切成大块，用开水汆烫，撇去浮沫，捞出，沥干，备用。

❸ 将适量清水倒入锅内烧开，再将乌鸡块、花生仁、陈皮、莲子、蜜枣倒进锅内。

❹ 大火煮20分钟后用中火炖40分钟，然后再放入白菜片，小火炖2个小时，最后用香油、盐调味即可。

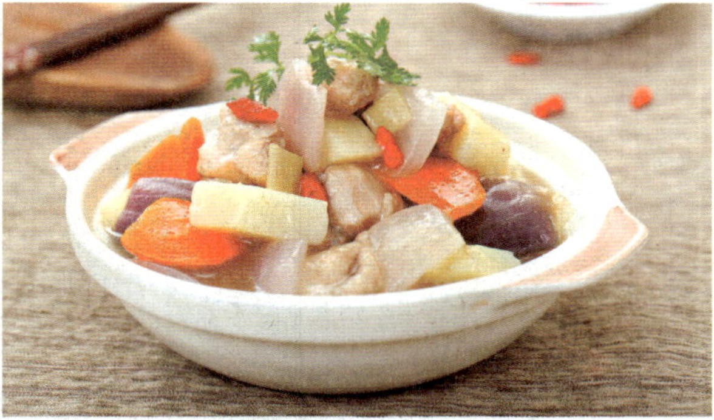

啤酒鸡球煲

材料 / 鸡腿200克，土豆1个，洋葱半个，胡萝卜半根，姜3片，枸杞适量，香菜叶少许。

调料 / A.啤酒2罐；B.盐半小匙，鲜鸡粉1小匙，胡椒粉1大匙。

做法 / ❶ 洋葱、土豆、胡萝卜均去皮、切滚刀块，移入蒸锅，蒸熟取出，备用。

❷ 将鸡腿洗净切块，再将鸡腿块入热油锅中过油后，捞出。

❸ 锅置火上，倒入油烧热，爆香洋葱块、姜片，加入调料A大火煮滚5分钟，加鸡腿块及土豆块、胡萝卜块、枸杞再次煮滚，改小火焖煮约15分钟。

❹ 锅中加入调料B小火焖至入味，盛盘后点缀香菜叶即可。

鸭肉

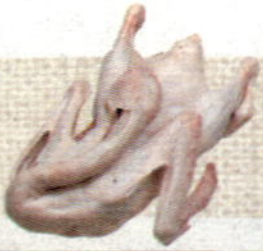

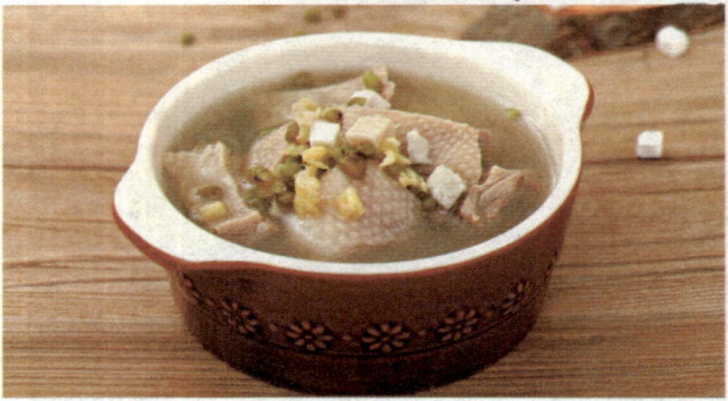

茯苓老鸭汤

材料 / 老鸭块、绿豆各200克，土茯苓丁15克。

调料 / 盐适量。

做法 / ① 老鸭块入沸水锅中略汆烫。

② 绿豆洗净，备用。

③ 锅中加入适量清水，放入老鸭块、绿豆、土茯苓丁，小火慢炖约3.5个小时。

④ 加盐煮至入味即可。

养生功效

鸭肉的营养价值比较高，其中蛋白质含量达16%～25%，比畜肉含量高得多。脂肪含量适中，对人体具有很好的补养作用。

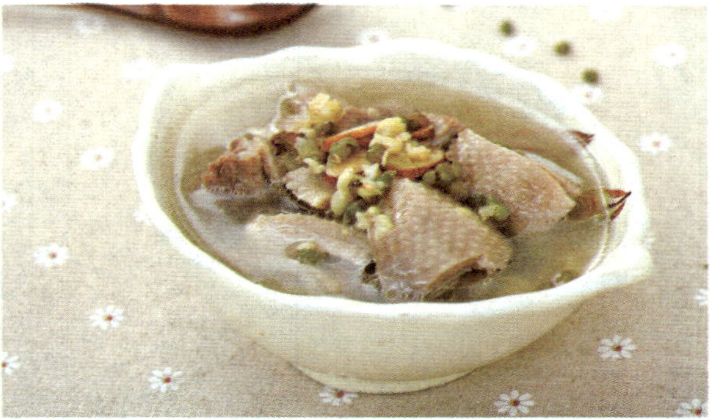

老鸭绿豆汤

材料 / 鸭肉500克，绿豆100克，甘草10克。

调料 / 盐适量。

做法 / ① 鸭肉洗净，切块；绿豆洗净；甘草洗净，切片，备用。

② 锅置火上，加入适量清水，放入鸭肉块、绿豆、甘草片，大火煮沸后转小火煮35分钟，最后加盐煮至入味即可出锅装盘。

养生功效

鸭肉中B族维生素和维生素E含量比较多。B族维生素对人体新陈代谢、神经、心脏、消化和视觉的维护都有良好的作用；维生素E则有助于人体多余自由基的清除，有抗衰老的作用，适合各个年龄段的女性食用。

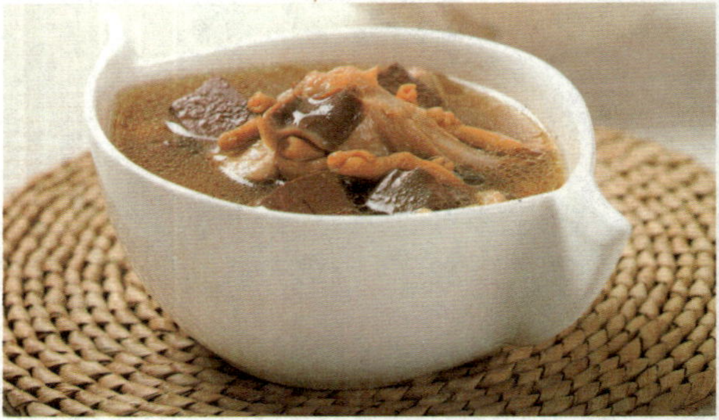

美味鸭杂煲

材料 / 鸭肉200克，鸭肠80克，鸭胗75克，鸭血50克，姜丝适量。

调料 / 盐1大匙，鸡精少许，白糖适量，黄豆酱半大匙，醪糟20毫升。

做法 / ❶ 鸭肉洗净，剁小块；鸭胗洗净，切十字花刀；鸭肠洗净，切小段；鸭血洗净，切小块，备用。

❷ 锅置火上，倒入适量清水烧开，放入鸭肠、鸭胗、鸭血汆烫一下，捞出，洗净，备用。

❸ 另起锅，油锅烧热，放入黄豆酱炒香。

❹ 放入盐、鸡精、白糖、醪糟和适量清水烧开，再放入处理好的鸭杂，大火烧开，转中小火炖30分钟即可出锅。

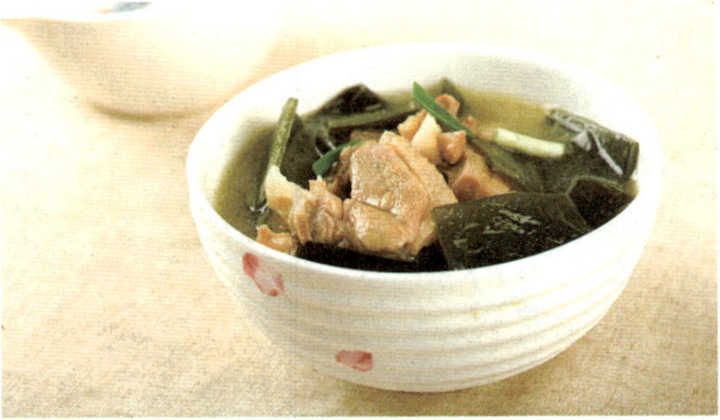

海带炖鸭

材料 / 鸭1只，水发海带500克，姜片15克，葱段20克。

调料 / 盐、料酒、鸡精各少许。

做法 / ❶ 鸭处理干净，剁成约3厘米见方的块，入沸水锅中稍微汆烫。

❷ 水发海带洗净，切成片，入沸水锅中汆烫。

❸ 汤锅置火上，加入适量清水，放入鸭块、姜片、葱段、料酒，以大火烧沸，撇去浮沫，再放入海带片，改用小火炖约1个小时，最后放入盐、鸡精调味即可。

养生功效

鸭肉中脂肪含量适中，且营养丰富，对人体有很好的滋补作用，易被人体消化和吸收。

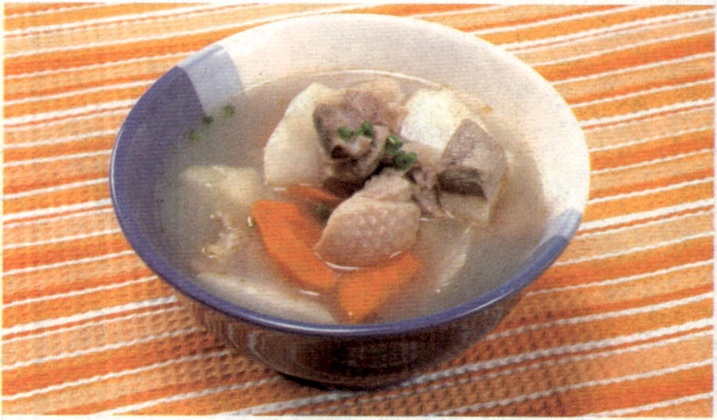

双萝肉香老鸭汤

材料 / 胡萝卜、白萝卜各100克，鸭肉250克，猪肉200克，姜6片，葱花适量。

调料 / 鸡精、白糖各适量，盐1小匙，高汤1000毫升。

做法 / ① 鸭肉洗净，切块，放入沸水中汆烫至变色，捞出；胡萝卜、白萝卜去皮洗净切块。

② 猪肉洗净切块，入沸水中汆烫，去除血水。

③ 锅中倒入高汤，加入全部材料，以大火煮沸后改中小火煮2个小时，熄火前加鸡精、白糖、盐调匀即可盛出。

养生功效

胡萝卜中果酸含糖量低，此外还含维生素C，有助于提高免疫力。

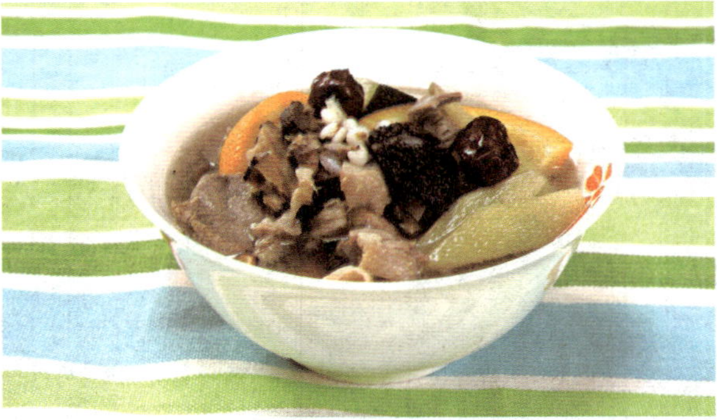

冬瓜薏米鸭肉汤

材料 / 鸭肉300克，薏米100克，冬瓜200克，姜3片，红枣2颗，橘皮适量，川芎10克。

调料 / 盐、醪糟、香油、白糖各适量。

做法 / ❶ 薏米洗净，泡水约1个小时，捞出，放入电饭锅蒸熟；冬瓜连皮洗净，去籽切块备用；鸭肉洗净，切块，放入沸水中氽烫，去除血水，捞出冲净；其余材料均备齐。

❷ 锅置火上，加入适量的水和所有材料，大火煮约20分钟后转小火再煮30分钟，捞出药材，加入所有调料调匀即可。

鸡蛋

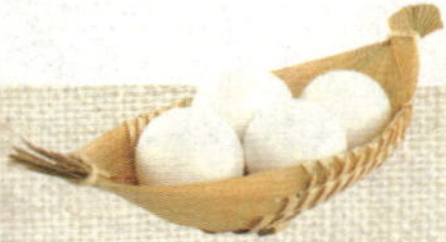

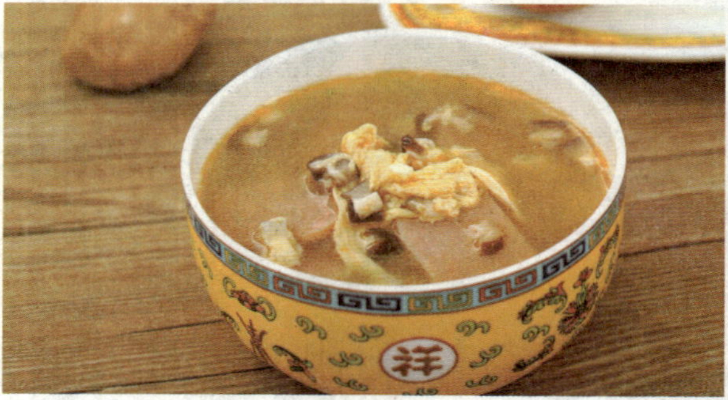

火腿鸡蛋汤

材料 / 火腿 100 克，鲜香菇 50 克，鸡蛋 2 个，葱末适量。

调料 / 盐、水淀粉、香油、鸡精各适量。

做法 / ❶ 火腿切片；鲜香菇去蒂，洗净，切丁，备用。

❷ 鸡蛋磕入碗中，打散；葱洗净，切末。

❸ 锅置火上，加入适量油，炒香葱末、火腿片后，倒入适量清水，然后放入香菇丁，煮沸后转小火煮 15 分钟，接着淋入蛋液，煮成蛋花。

❹ 再放入水淀粉、盐、鸡精搅拌均匀，最后淋入香油即可。

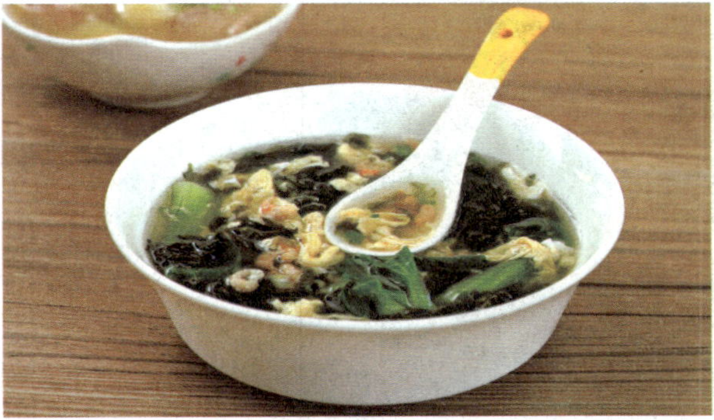

紫菜蛋花汤

材料 / 鸡蛋2个，紫菜、海米、油菜叶、葱末各适量。

调料 / 盐适量。

做法 / ❶ 鸡蛋磕入碗中，打散；紫菜撕碎，放入碗中；海米入温水中浸泡至软。

❷ 锅置火上，加入适量油，爆香葱末后，倒入适量清水，然后放入海米，小火煮沸。

❸ 接着调入盐，再放入油菜叶，淋入蛋液，转大火煮至蛋花浮起。

❹ 最后倒入紫菜碗中，搅拌均匀即可。

养生功效

鸡蛋所含的维生素B_2及少量的微量元素有助于分解和氧化体内的致癌物质，具有防癌作用。

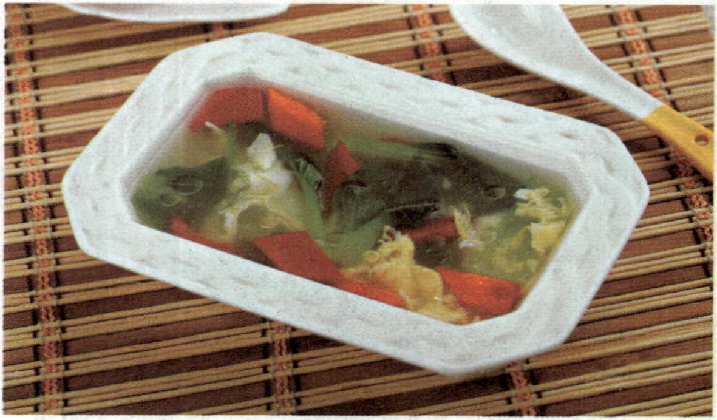

椒蛋油菜汤

材料 / 油菜段 250 克，鸡蛋 1 个，红椒块 50 克。

调料 / 高汤 1400 毫升，盐、水淀粉、胡椒粉各适量。

做法 / ❶ 鸡蛋磕入碗中，打散，备用。

❷ 锅中加高汤，大火煮沸后入蛋液、油菜段，然后放入红椒块，再次煮沸后，加水淀粉、胡椒粉、盐煮匀即可。

养生功效

鸡蛋清中含有一定量的 B 族维生素和钙、磷、铁等物质。蛋黄含有丰富的维生素 A 和维生素 D，且含有较高的铁、磷、硫和钙等矿物质。蛋黄体积约全蛋的 30%~32%，脂肪含量为 28.2%，对人体有很大的益处。

第五章

清淡味美的豆类汤

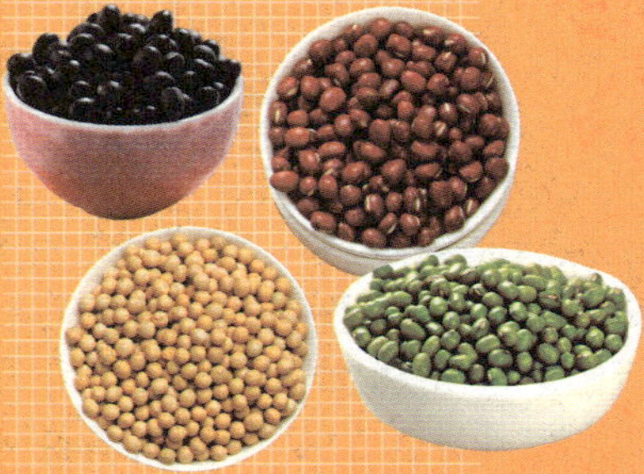

豆腐

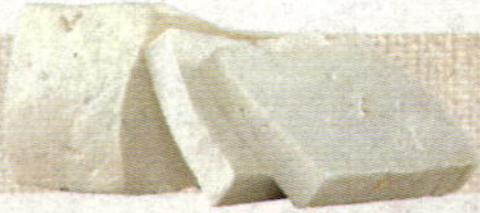

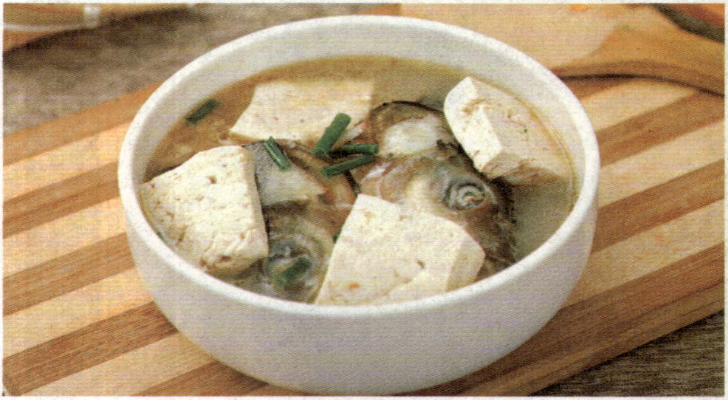

砂锅鱼头豆腐

材料 / 鱼头 500 克，豆腐块 200 克，葱花、姜片各适量。

调料 / 料酒、盐、鸡精、胡椒粉、高汤各适量。

做法 / ❶ 将鱼头洗净对开，锅内放入少许葱花、姜片爆香，然后将鱼头过油。

❷ 然后向锅中点少许料酒，加入足量高汤后大火烧开。

❸ 将烧开后的汤汁和鱼头放入砂锅中，滤去葱花。将豆腐块码在鱼头周围，中火炖开后改小火炖 15 分钟。

❹ 最后放入鸡精、胡椒粉、盐调味，撒少许葱花即可。

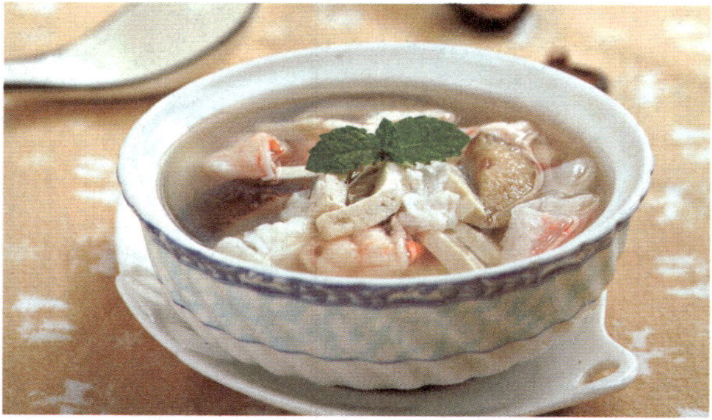

豆腐笋肉汤

材料 / 豆腐50克，笋肉、鸡蛋清、水发香菇、虾仁、蟹棒、姜丝各适量，薄荷叶少许。

调料 / 醋、胡椒粉、料酒、盐、味精、水淀粉、鲜汤各少许。

做法 / ❶ 笋肉洗净；水发香菇洗净；豆腐入沸水中氽烫，沥干后切条，备用。

❷ 油锅烧热，放入蟹棒、笋肉、水发香菇、虾仁、料酒，加鲜汤烧沸，放入豆腐条煮熟。

❸ 加入盐、味精、胡椒粉，淋入水淀粉勾芡，再将鸡蛋清淋入。

❹ 将醋入锅，搅匀后，盛盘后用薄荷叶装饰即可食用。

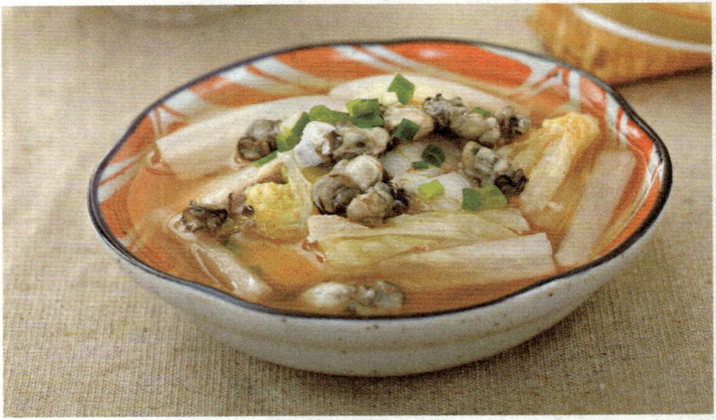

金枪鱼豆腐汤

材料 / 金枪鱼罐头1盒（约500克），白菜250克，豆腐块50克，净花蛤肉、平菇条、葱末、姜末、蒜末各适量。

调料 / 辣椒油1大匙、生抽、辣椒粉、胡椒粉各适量。

做法 / ❶ 将白菜洗净，切段。

❷ 锅置火上，倒入辣椒油，爆香葱末、姜末、蒜末后，放入白菜段，调入胡椒粉、辣椒粉，翻炒均匀后放入平菇条、豆腐块，继续翻炒片刻。

❸ 然后倒入金枪鱼罐头，略翻炒，再放入生抽，再次煮沸盛出即可出锅装盘。

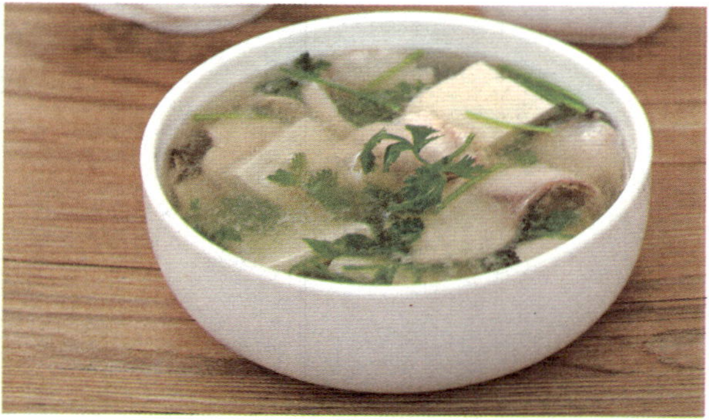

豆腐草鱼汤

材料 / 净草鱼1条，豆腐1块，姜、香菜各适量。

调料 / 胡椒粉1小匙，盐、料酒、味精、鸡精各适量。

做法 / ❶ 草鱼洗净，剔骨取肉，洗净，切片。

❷ 豆腐洗净切块；姜洗净切片；香菜洗净，切段，备用。

❸ 油锅烧热，爆香姜片，接着烹入料酒，加适量清水，然后放入鱼肉片、豆腐片，煮沸，至汤汁变白、鱼肉变熟，加其余调料调味，最后放入香菜段即可。

养生功效

豆腐为补益清热养生食品，常食用可补中益气、清热润燥、生津止渴、清理肠胃。

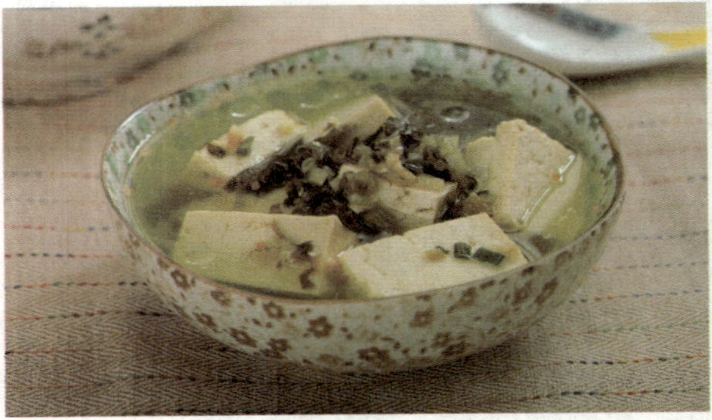

雪里蕻豆腐汤

材料 / 豆腐300克，雪里蕻75克，姜适量，葱末少许。

调料 / 料酒1大匙，盐半大匙，味精适量，鲜汤1碗。

做法 / ❶ 将豆腐放入盐水中浸泡30分钟，捞出后静置5分钟，将多余的水分吸干，切成3厘米见方的块；雪里蕻洗净，放入清水中泡去咸味，挤去水，切末；姜洗净，切末，备用。

❷ 锅置火上，倒适量油烧热，倒入鲜汤、豆腐块煮沸。

❸ 再加入雪里蕻末、葱末、姜末，用大火烧开。

❹ 烧开后撇去浮沫，加料酒、盐，转小火续煮20分钟，最后加味精即可出锅装盘。

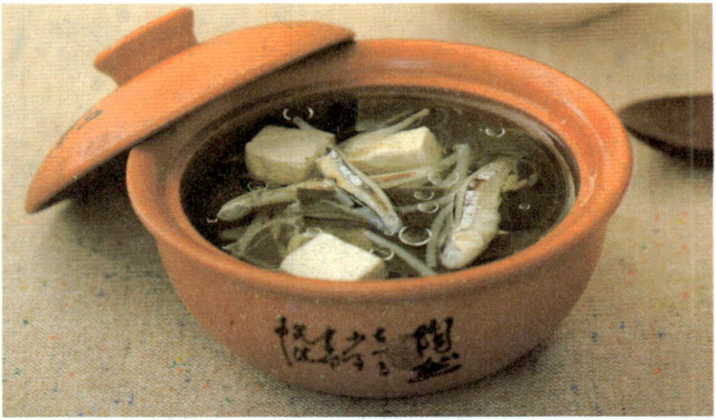

砂锅豆腐汤

材料 / 豆腐块200克，干海带125克，绿豆芽100克，小鱼干65克。

调料 / 胡椒粉、香油、盐各适量。

做法 / ① 干海带入清水中泡发，洗净，切段；绿豆芽洗净；小鱼干洗净，备用。

② 锅中加适量清水煮沸后，放入豆腐块、小鱼干、海带段煮熟，然后放入绿豆芽烧煮片刻，再调入胡椒粉、盐搅拌均匀，最后淋入香油即可食用。

养生功效

豆腐营养丰富，含有铁、钙、磷、镁等多种人体必需的矿物质，是糖尿病患者的绝佳食品。

黄豆

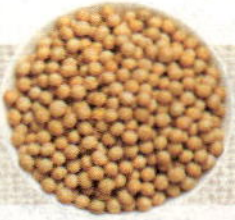

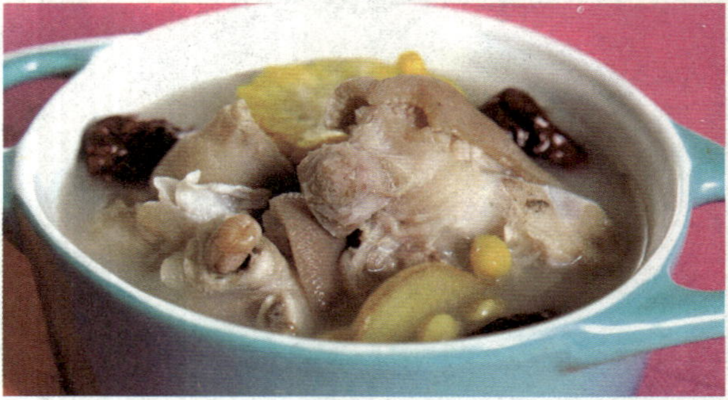

黄豆猪蹄浓汤

材料 /干黄豆50克，猪蹄1个，花生仁30克，玉米段、姜片、红枣、枸杞各适量。

调料 / 料酒、大料、盐各适量。

做法 / ❶ 干黄豆、花生仁洗净，加水浸泡；猪蹄洗净剁块。

❷ 将猪蹄块放入加有姜片、大料的砂锅中，倒入少许料酒，加适量清水。

❸ 将泡好的黄豆、花生仁放入做法❷的砂锅中，用大火烧开，转中小火炖煮。

❹ 待所有材料熟透时放入玉米段、红枣、枸杞，再用小火炖1个小时左右，加盐调味即可。

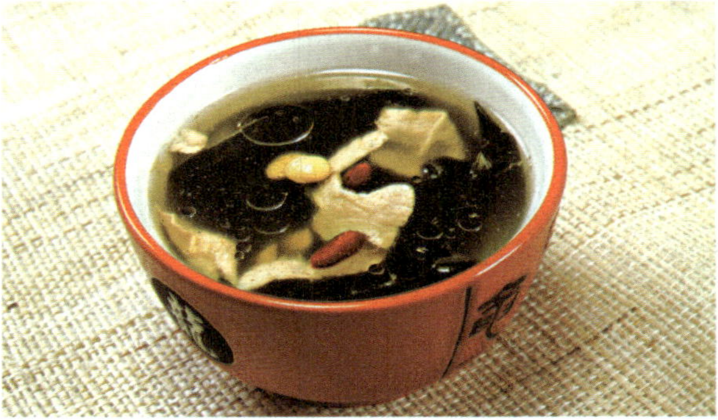

黄豆海带汤

材料 / 水发海带150克，泡黄豆、猪瘦肉各50克，姜、葱、枸杞各适量。

调料 / 盐、味精各少许。

做法 / ① 水发海带切成小片；猪瘦肉切片；姜去皮，切成片；葱切花。

② 油锅烧热，下入姜片炒香，注入适量水，加入泡黄豆、水发海带片，用中火煮约5分钟。

③ 再投入瘦肉片、枸杞，调入盐、味精，用大火煮透，撒入葱花，出锅盛入汤碗内即可。

养生功效

经常食用黄豆及豆制品等高蛋白食物，能营养皮肤、肌肉和毛发，使皮肤润泽细嫩，富有弹性，适合女性食用。

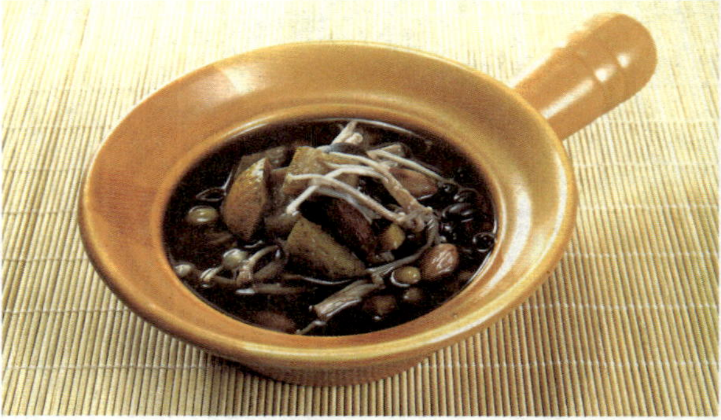

黄豆双菇汤

材料 / 黄豆、黑豆、红豆各50克，花生、香菇、金针菇各适量，陈皮5克，姜2片。

调料 / 盐适量。

做法 / ❶ 将红豆、花生均洗净，浸泡2个小时。

❷ 将黄豆、黑豆分别洗净，浸泡1个小时；其余材料均洗净备齐。

❸ 将香菇洗净，沥干；金针菇去蒂，洗净，沥干；陈皮浸软，备用。

❹ 锅中加适量水、陈皮，以大火煮沸，放入姜片、黄豆、红豆、黑豆、花生煮沸，改小火煮约1个小时，加入香菇和金针菇煮约15分钟，最后加盐调味即可出锅装盘。

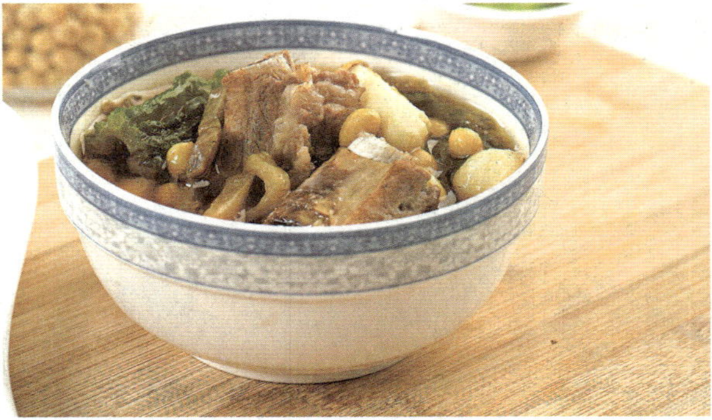

苦瓜黄豆炖排骨

材料 / 苦瓜块150克，排骨块200克，黄豆60克，咸菜20克，蒜4瓣。

调料 / 鱼露1匙。

做法 / ❶ 将苦瓜块氽烫后用清水冲净，备用。

❷ 苦瓜块冲洗干净后，切成条状，再浸清水约30分钟，沥干备用。

❸ 锅置火上，倒油烧热，先炸香蒜瓣，加入排骨块、苦瓜块及咸菜同炒，再放入鱼露和黄豆，加清水2杯，加盖小火炖约1个小时即可。

养生功效

黄豆中所含的卵磷脂是大脑细胞组成的重要部分，常吃黄豆可以增强和改善大脑功能，提高免疫力，对增强体力也有很大益处。

豆芽

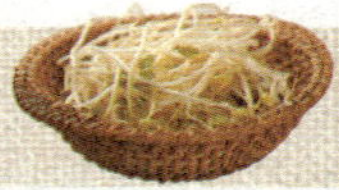

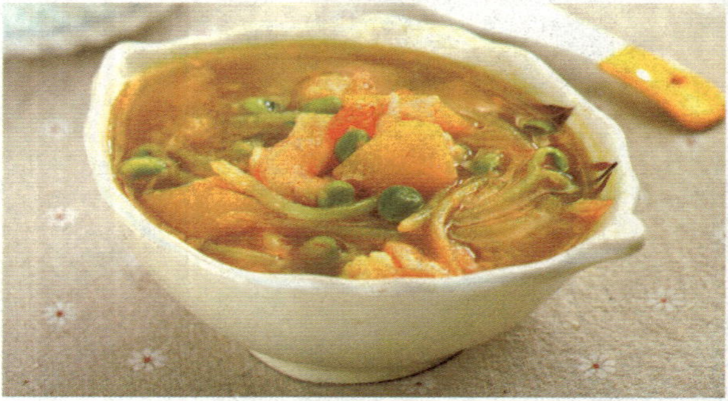

椒豆虾汤

材料 / 虾仁100克，熟豌豆75克，黄椒块55克，黄豆芽100克，蒜片适量。

调料 / 盐1小匙、生抽、料酒、咖喱酱、咖喱粉、椰浆、白糖各适量。

做法 / ❶ 油锅烧热，下蒜片爆香，接着放入黄豆芽翻炒片刻，再调入生抽、料酒，然后加入咖喱酱、咖喱粉翻炒至上色。

❷ 放入熟豌豆翻炒均匀，再放入白糖和适量清水，大火煮沸后，放入虾仁，倒入椰浆再次煮沸，然后加盐调味，最后在出锅前放入黄椒块略煮即可。

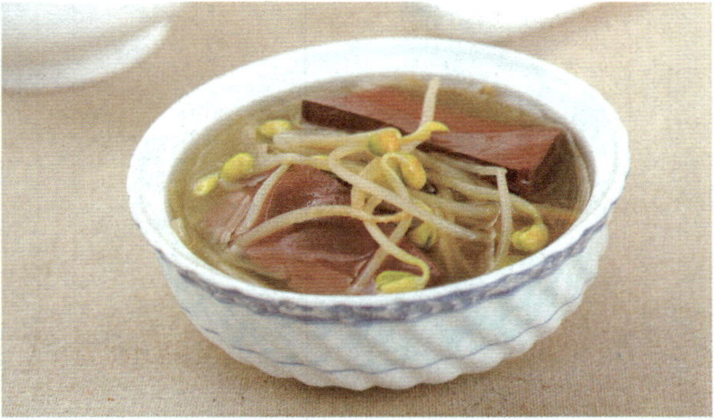

猪血豆芽汤

材料 / 熟猪血、豆芽各450克，姜适量。

调料 / 盐适量。

做法 / ❶ 熟猪血洗净，切块；豆芽洗净，入沸水中氽烫后捞出；姜切片，备用。

❷ 油锅烧热，放入姜片爆香。

❸ 放入豆芽翻炒出香味，然后加入适量清水，大火煮35分钟。

❹ 放入猪血块，煮沸，最后加盐煮至入味即可食用。

养生功效

豆芽是凉性食物，具有清热解毒的功能。这是因为豆芽的水分比较多，经常吃豆芽的话很容易使身体里的毒素随着体液代谢排出去。

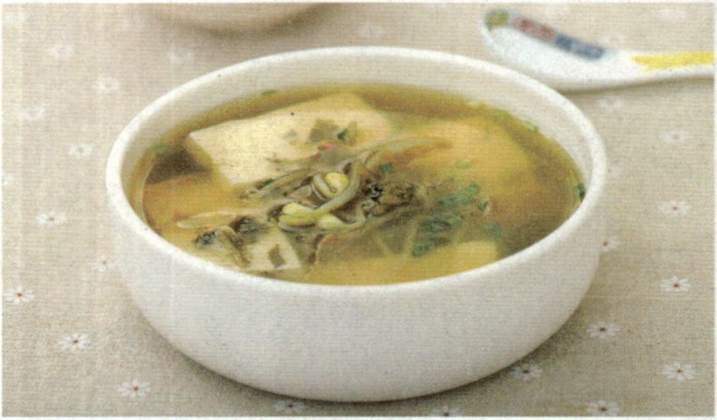

豆腐豆芽汤

材料 / 豆腐1块，黄豆芽250克，雪里蕻100克，葱适量。

调料 / 盐、味精各适量。

做法 / ❶ 豆腐切洗净，切块；黄豆芽洗净；雪里蕻洗净，切末；葱洗净，切末，备用。

❷ 油锅烧热，炒香葱末，然后放入黄豆芽煸炒片刻。

❸ 再加入适量清水，煮至黄豆芽熟烂，接着放入雪里蕻末、豆腐块，转小火煮12分钟。

❹ 最后放入盐、味精，煮至入味即可。

养生功效

黄豆芽含有丰富的维生素E，可以保护皮肤及毛细血管，对人体有很大好处。

第六章

增强体质的菌菇汤

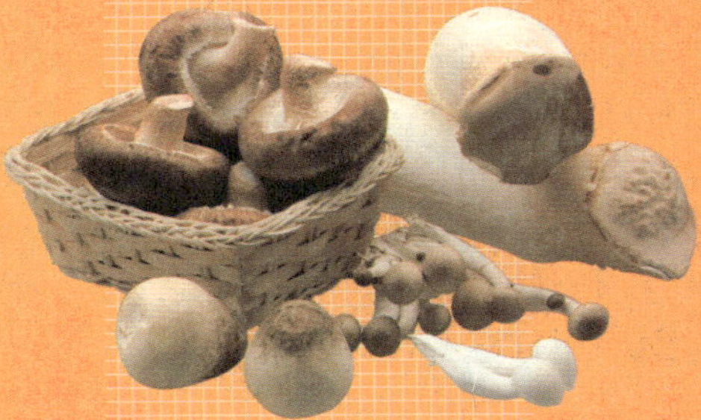

黑木耳

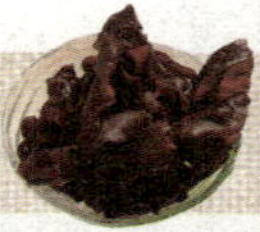

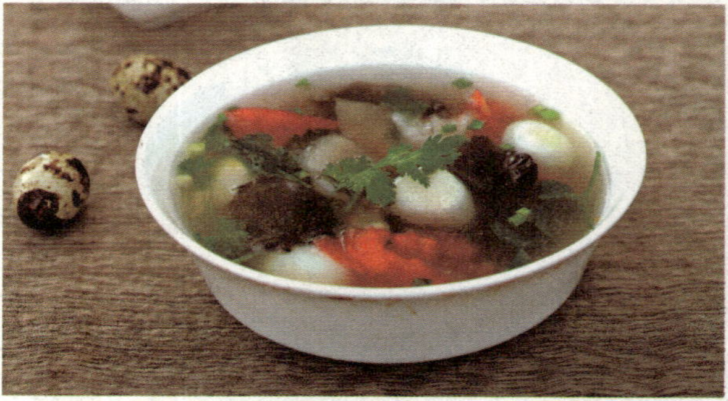

木耳鹌鹑蛋汤

材料 / 鹌鹑蛋 10 个，水发黑木耳 2 朵、蘑菇、西红柿、葱、姜、香菜各适量。

调料 / 胡椒粉、盐、鸡精各适量，料酒少许。

做法 / ① 水发黑木耳、蘑菇分别去蒂洗净，撕成小朵和片；西红柿洗净，切块；葱洗净切段；姜洗净切片；香菜洗净，切段。

② 鹌鹑蛋洗净，入水中锅中煮熟，去壳盛碗。

③ 所有材料放入高压锅中，加清水，压 12 分钟后，关火，取出放入另一锅中，加入全部调料大火煮沸，最后倒入鹌鹑蛋碗中即可。

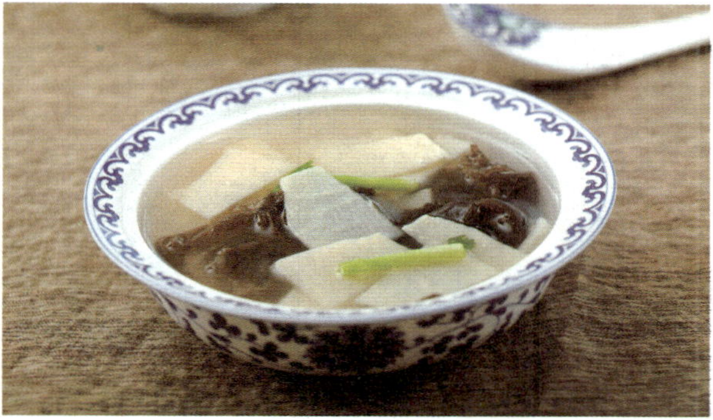

木耳冬笋汤

材料 / 冬笋250克，水发黑木耳50克，葱、姜、香菜各适量。

调料 / 高汤800毫升，盐适量。

做法 / ❶ 冬笋去老皮，洗净，切薄片，入沸水中汆烫后捞出，沥干。

❷ 水发黑木耳洗净，撕小朵；葱洗净切段。

❸ 姜洗净，切片；香菜洗净，切末，备用。

❹ 锅置火上，倒入高汤，放入葱段、姜片，调入盐，稍煮片刻，然后放入冬笋片、黑木耳朵，煮沸后撇去浮沫，最后撒入香菜末即可。

养生功效

木耳味甘性平，有益胃、活血、润燥等作用，长期食用，对人体益处很大。

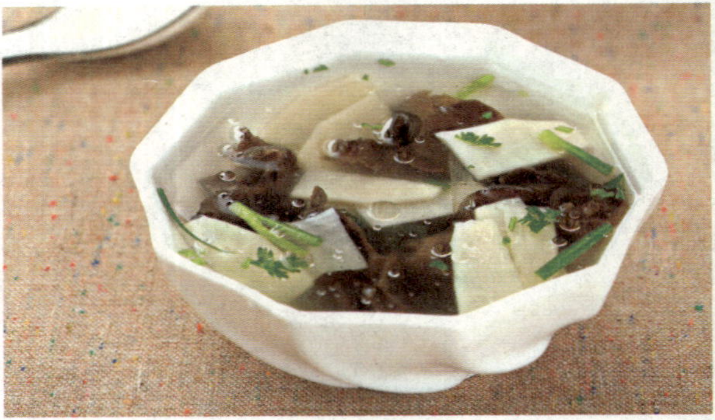

木耳香菜汤

材料 / 黑木耳50克，香菜、竹笋片各30克，葱丝适量。

调料 / 高汤700毫升，香油、盐、味精、料酒、胡椒粉各适量。

做法 / ❶ 香菜择洗干净，切段，放入碗中；干黑木耳洗净，入温水中泡发，去蒂，洗净。

❷ 锅置火上，加入适量油烧热后，爆香葱丝、竹笋片，然后放入黑木耳，倒入高汤，接着加盐、味精、胡椒粉、料酒调味，滴入香油撒上香菜末即可。

养生功效

黑木耳维生素含量较高，是美白肌肤的佳品。此外，木耳含铁量极高，具有养颜补血的功效。

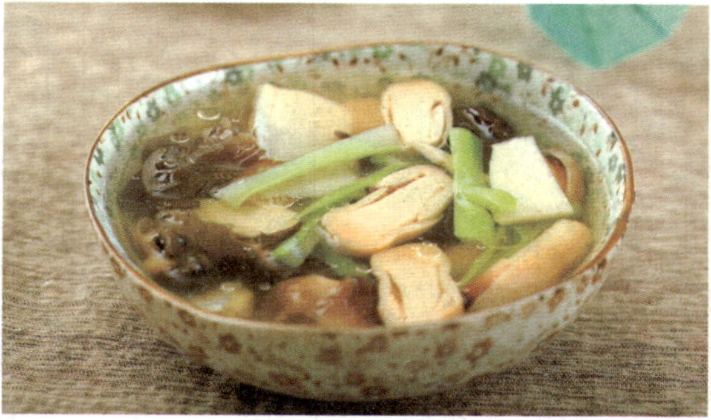

木耳草菇汤

材料 / 水发黑木耳、鲜草菇各50克，冬笋、菜薹各适量。

调料 / 高汤1000毫升，胡椒粉、白糖、盐、味精各适量。

做法 / ❶ 鲜草菇、黑木耳分别去蒂洗净，切片；冬笋去皮洗净，切片；菜薹洗净，切段。

❷ 锅中加部分高汤煮沸后，放入黑木耳片、草菇片、冬笋片、菜薹段煮稍煮后，放入碗中。

❸ 锅置火上，加入余下的高汤，调入白糖、胡椒粉、盐、味精煮沸，倒入做法❷的碗中即可。

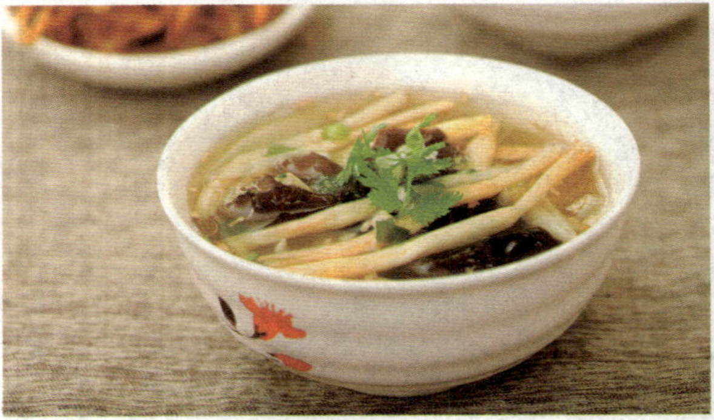

木耳黄花汤

材料 / 黄花菜、黑木耳各100克，香菜、葱、姜、蒜各适量。

调料 / 高汤、盐、味精、鸡精各适量。

做法 / ❶黄花菜、黑木耳分别入清水中泡发后去蒂洗净；黑木耳撕成小朵；香菜择洗净，切段；葱、姜分别洗净，切末；蒜去皮，切末，备用。

❷黄花菜入沸水中汆烫后，捞出，沥干水分，备用。

❸锅置火上，倒油烧热，爆香葱末、姜末、蒜末后，倒入高汤，然后放入黄花菜、黑木耳，调入鸡精、味精、盐，煮沸后撇去浮沫，最后放入香菜段即可出锅装盘。

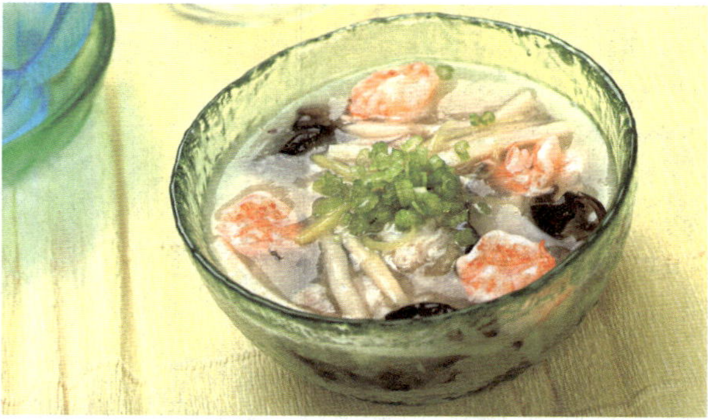

什锦海鲜木耳羹

材料 / 干贝12颗，虾仁100克，竹笋丝50克，嫩姜4片，芹菜、黑木耳各少许。

调料 / 醪糟1小匙，盐少许，水淀粉3大匙，香油半小匙。

做法 / ① 虾仁去肠泥；干贝蒸熟切丝；黑木耳切丝；嫩姜切丝；芹菜切末。

② 锅中加清水烧开，放竹笋丝和姜丝煮开，再加入其他材料（除芹菜末）和醪糟煮开，加盐拌匀。

③ 用水淀粉勾芡，撒芹菜末和香油即可。

养生功效

干贝具有滋阴补肾的功能，常食有助于降血压、降胆固醇，还可补益健身。

银耳

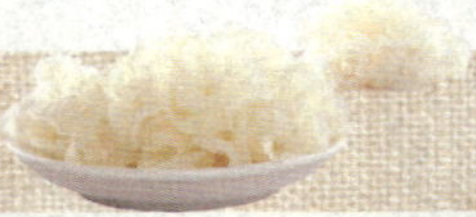

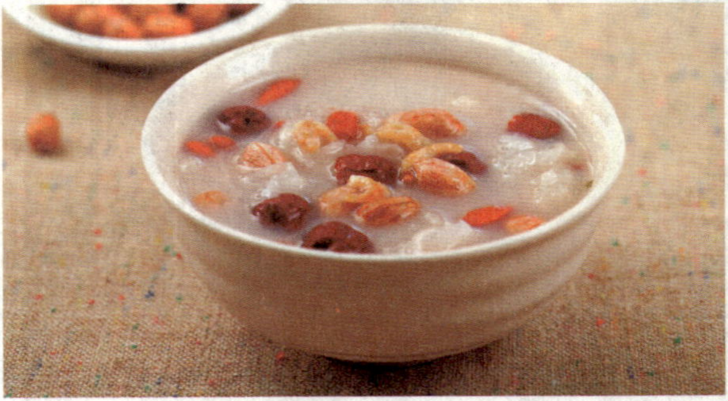

银耳花生汤

材料 / 花生100克，枸杞20克，银耳10克，红枣适量。

调料 / 牛奶1500毫升，冰糖适量。

做法 / ❶ 将银耳、枸杞、花生、红枣洗净，备用。

❷ 砂锅置火上，放入牛奶，加入所有材料和冰糖同煮，花生煮烂时盛出即可。

养生功效

牛奶中的色氨酸在人体中可以转换成影响情绪及睡眠的5-羟色胺与褪黑激素，能安定神经、帮助失眠患者入睡。

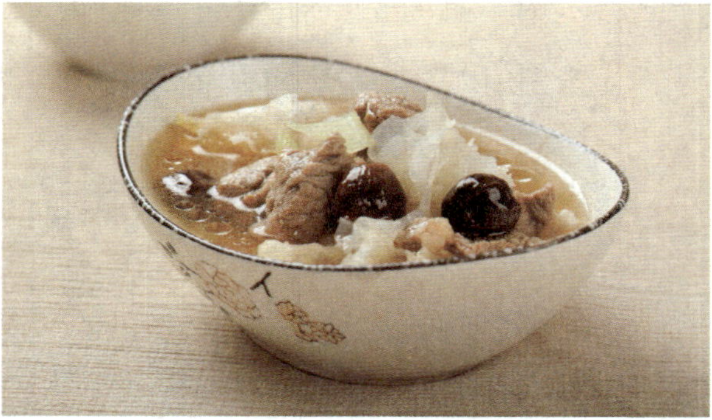

银耳桂圆牛肉煲

材料 / 牛腱600克，银耳、桂圆各适量，姜片、葱段各30克。

调料 / 料酒50毫升，鸡精、盐各1小匙。

做法 / ❶ 牛腱洗净，切块；桂圆去核；银耳充分泡软后捞出，择净、沥干水分。

❷ 将牛腱块放入沸水锅中，加料酒汆烫3分钟至变色后捞出，沥干水分，备用。

❸ 净锅置火上，倒油烧热，炒香姜片、葱段，再放入银耳、桂圆肉和牛腱块略炒。

❹ 然后加入适量清水，大火烧开，盖上锅盖，转小火炖煮约1个小时至熟透，加盐、鸡精调味即可盛出。

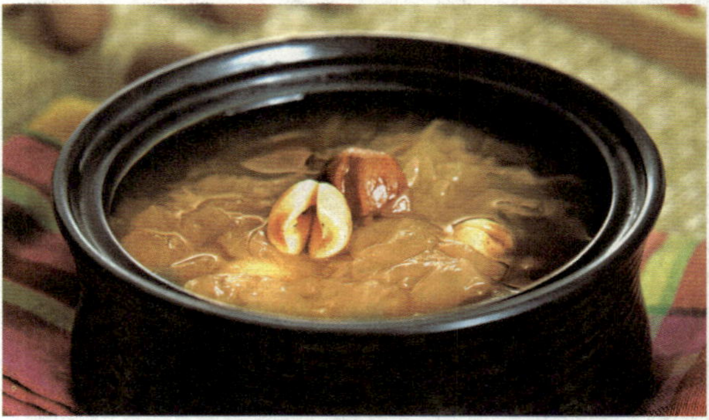

银耳莲子汤

材料 / 银耳 25 克，桂圆、莲子各 20 克。

调料 / 冰糖适量。

做法 / ❶ 将莲子、桂圆洗净，泡发。

❷ 银耳用清水泡发，洗去杂质，然后切成小朵，备用。

❸ 将小朵银耳、莲子、桂圆倒入锅中，加水煮开，然后改小火炖煮。

❹ 待小朵银耳炖至呈透明胶质状时，放入适量冰糖调味即可。

养生功效

银耳中含有银耳多糖，它对胰岛素降糖活性有一定影响；此外，银耳多糖还具有显著的抗氧化作用，能改善动脉血液循环，保护血管，对人体有很大益处。

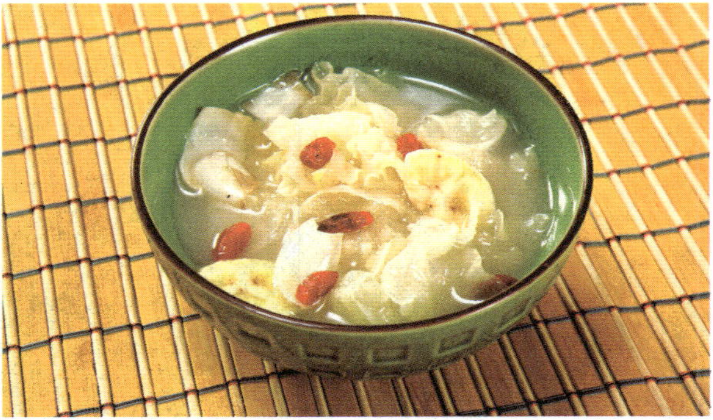

百合炖银耳

材料 / 银耳50克，百合30克，香蕉2根，枸杞10克。

调料 / 冰糖50克。

做法 / ❶ 将银耳用清水泡发1个小时，洗净，撕成小朵。

❷ 百合洗净；香蕉去皮切块；枸杞洗净。

❸ 取干净的炖盅一个，加入泡发好的银耳及百合、香蕉块、枸杞，然后注入适量的清水。

❹ 炖盅内加冰糖，盖上盖子，放入蒸锅中隔水蒸约30分钟即可。

养生功效

此汤中含丰富的蛋白质及钙、磷、铁等微量元素，能够补养身体、增强体质，还能滋润皮肤。

香菇

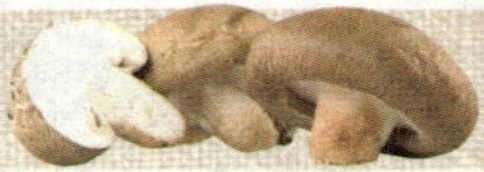

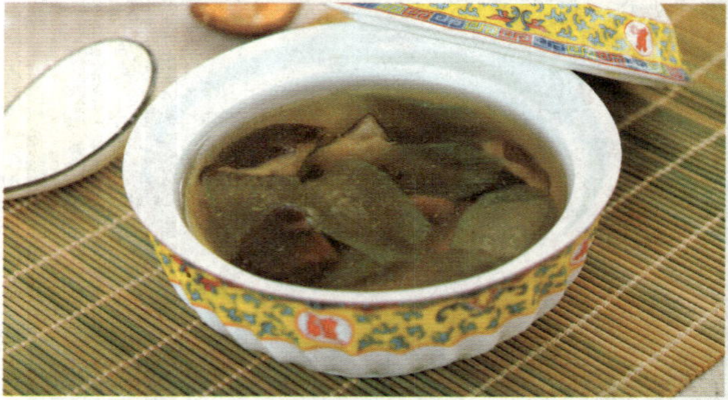

菌香丝瓜汤

材料 / 丝瓜 500 克，鲜香菇 40 克。

调料 / 高汤 200 克，料酒、姜汁、盐、鸡精各适量。

做法 / ❶ 丝瓜洗净，去皮，切片，入沸水中氽烫后过凉，沥干。

❷ 香菇去蒂洗净，切块，留下浸泡香菇的水，备用。

❸ 锅置火上，加入适量油烧热，烹入料酒、姜汁，然后倒入浸泡香菇用的水、高汤，加入盐、鸡精调味。

❹ 接着放入香菇片、丝瓜片，煮至入味即可出锅装盘。

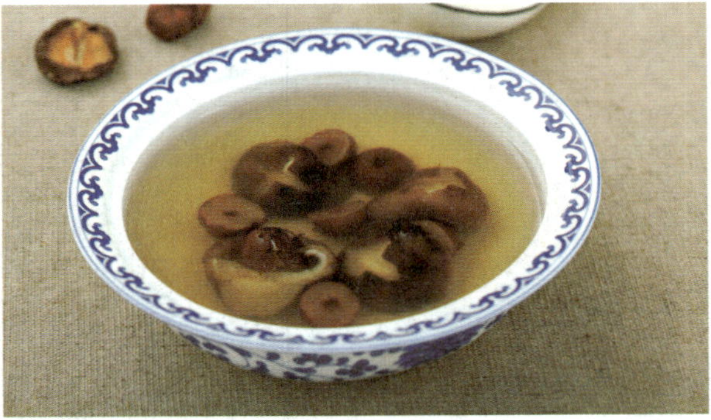

清蒸香菇红枣汤

材料 / 香菇50克，红枣30克。

调料 / 盐适量。

做法 / ① 红枣去核，洗净，切块；香菇去蒂洗净，沥干，在菇面刻十字花刀，备用。

② 炖盅中加满水，再放入红枣块、香菇，入蒸锅中隔水炖1个小时左右。

③ 煮至材料熟烂，最后加盐调味即可。

养生功效

香菇能起到降血压、降胆固醇、降血脂的作用；红枣味甘性温，归脾、胃经，有补中益气，养血安神，加速机体复原，增强体质，延缓衰老等功效。二者搭配，具有补血，增强抵抗力的效果，尤其适合女性食用。

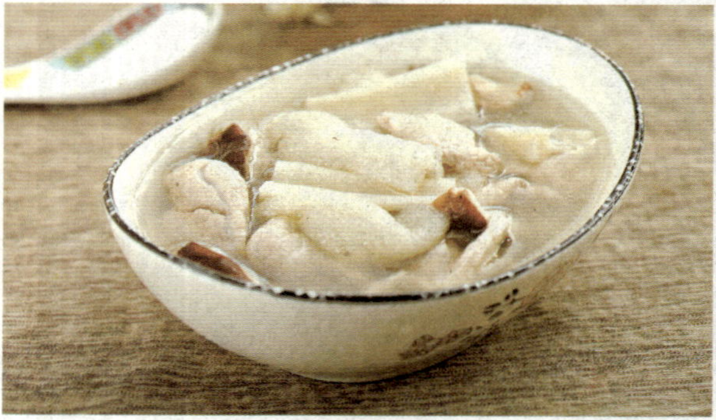

莲藕菌菇汤

材料 / 莲藕500克，竹荪100克，猪瘦肉50克，鲜香菇适量。

调料 / 盐适量。

做法 / ❶ 莲藕洗净，去皮、藕节，切条；竹荪入清水中泡发，去蒂，洗净，入沸水中汆烫后捞出切段；香菇去蒂，洗净切块；猪瘦肉洗净，切片。

❷ 锅置火上，加入适量清水煮沸后，放入莲藕条、香菇块、猪瘦肉片、竹荪段再次煮沸，然后转小火煮50分钟左右，最后调入盐即可。

养生功效

香菇所含的蛋白质中氨基酸多达18种，含人体必需的8种氨基酸中的7种，经常食用可提高人体免疫功能。

第七章

暖心养胃的水产汤

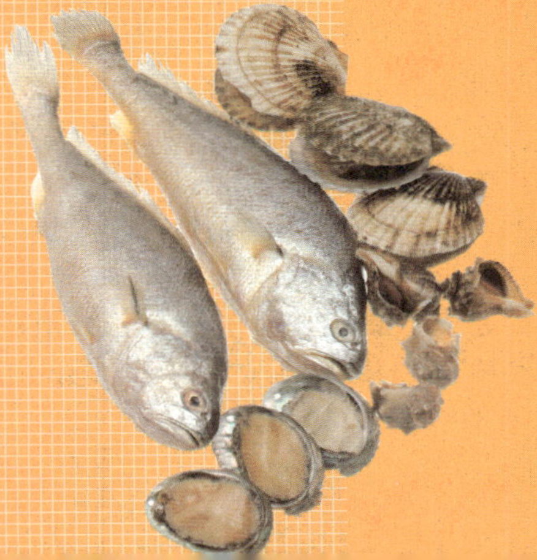

鲤鱼

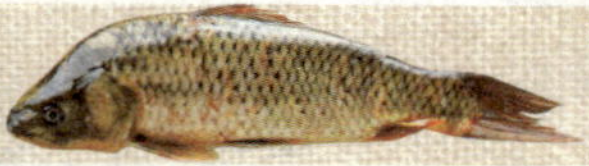

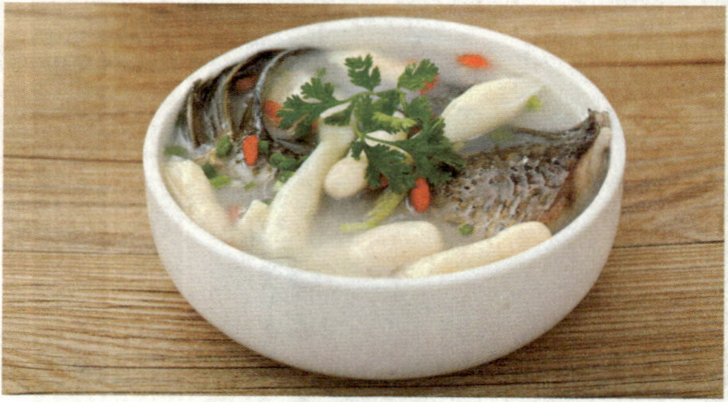

鲤鱼菌菇汤

材料 / 鲤鱼 400 克，鸡腿菇块 50 克，枸杞、葱段少许，姜丝、香菜叶各适量。

调料 / 牛奶 100 毫升，盐、料酒、胡椒粉、蘑菇精各适量。

做法 / ❶ 鲤鱼剖洗干净，切两段，备用。

❷ 油锅烧热，入鲤鱼段煎至两面金黄。

❸ 然后烹入料酒，放入姜丝和适量清水，中火煮沸，煮至汤汁变白，接着放入鸡腿菇块、葱段、枸杞。

❹ 最后加盐、胡椒粉、牛奶、蘑菇精调味，煮至汤熟，盛出，撒上香菜叶即可。

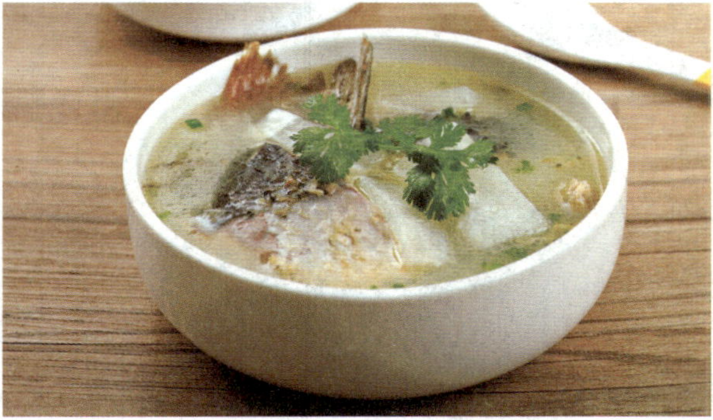

素鲤鱼汤

材料 / 鲤鱼600克，冬瓜300克，葱段、姜片、香菜叶各适量。

调料 / 胡椒粉、盐各少许，料酒、味精各适量。

做法 / ❶ 鲤鱼处理干净后洗净；冬瓜洗净，去皮、瓤，切片。

❷ 油锅烧热，放入鲤鱼煎至两面变黄后，倒入适量清水，然后放入冬瓜片煮沸，接着放入料酒、葱段、姜片、盐、味精，煮至鱼熟，捞出葱段、姜片，最后撒入胡椒粉和香菜叶即可。

养生功效

鲤鱼的脂肪含量较低，适合形体虚胖者食用，鲤鱼的眼可辅助治疗视力减退等症，其脑还可健脑。

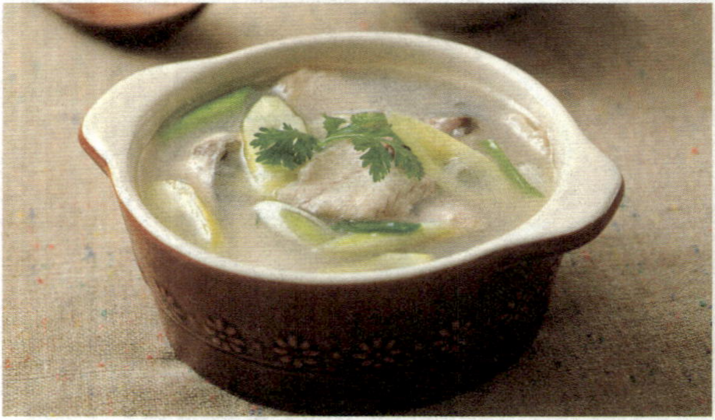

鲤鱼笋尖汤

材料 / 鲤鱼500克，冬笋尖片50克，鸡蛋（取清）1个，蒜苗段少许，葱段、姜片、香菜段各适量。

调料 / 干淀粉、香油、盐、味精、料酒、胡椒粉各适量。

做法 / ❶ 将鲤鱼处理干净，剔骨取肉，切片；其余材料均备齐。

❷ 鲤鱼肉片放入碗中，加少许盐、料酒、味精、干淀粉、蛋清抓匀。

❸ 油锅烧热，爆香葱段、姜片后，倒入适量清水，然后放入鱼片、冬笋尖片，煮至鱼肉熟透，再调入盐、胡椒粉、味精，略煮后盛出，最后淋入香油，撒上蒜苗段、香菜段即可食用。

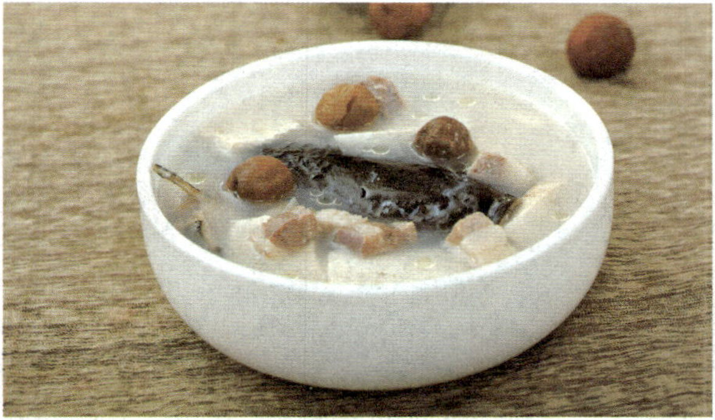

豆腐鱼头煲

材料 / 鲤鱼头1个，豆腐300克，猪肉100克，桂圆肉、姜片各适量。

调料 / 盐适量。

做法 / ① 鲤鱼头处理干净后对切；猪肉洗净，切丁，备用。

② 将豆腐洗净，切块，盛入碗中，备用。

③ 鱼头、猪肉丁分别入沸水中汆烫去血水，捞出沥干，备用。

④ 锅置火上，加入适量清水煮沸后放入鲤鱼头、猪肉丁、姜片、桂圆肉、豆腐块再次煮沸，转小火煮1.5个小时左右，最后加盐煮至入味即可。

鲫鱼

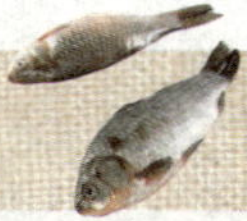

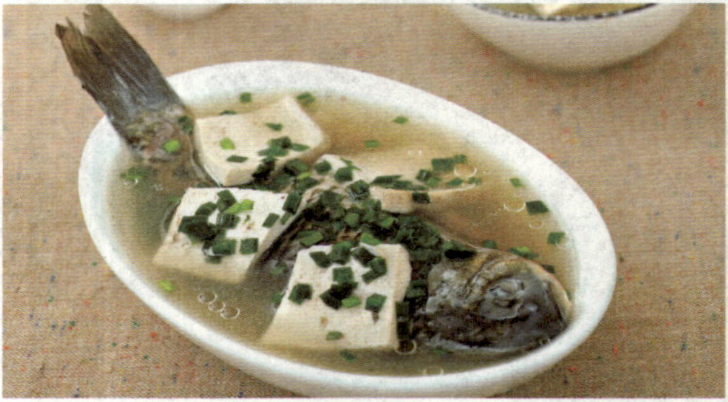

鲫鱼豆腐肉汤

材料 / 净鲫鱼400克，豆腐片300克，猪五花肉末100克，鸡蛋1个，韭菜、葱末、姜末、蒜片各适量。

调料 / 盐、料酒、味精、高汤各适量。

做法 / ① 鲫鱼洗净，在鱼身剞十字花刀；其余材料均洗净备齐。

② 蛋液中放入猪五花肉末、葱末、姜末搅匀，放入鱼腹中，备用。

③ 油锅烧热，爆香葱末、姜末、蒜片，接着放入鲫鱼，烹入料酒、高汤煮沸，再放入豆腐片，加盐调味，大火炖至入味，放入韭菜末、味精即可。

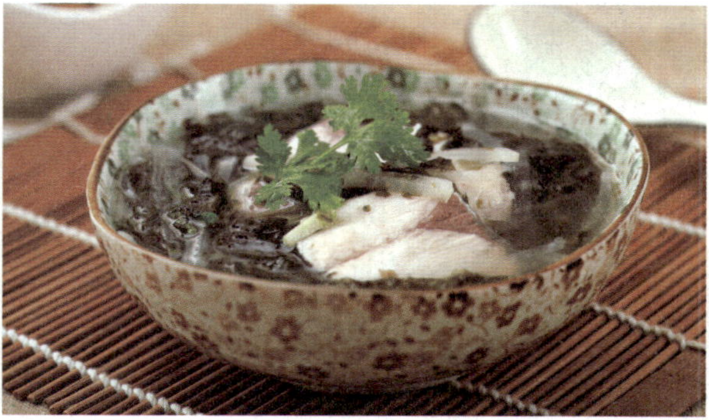

鲫鱼紫菜汤

材料 / 净鲫鱼600克，紫菜300克，白萝卜100克，姜、香菜叶各适量，葱少许。

调料 / 醋、盐、料酒、味精各适量。

做法 / ❶ 白萝卜洗净，去皮，切丝；紫菜用温水泡发，放入沸水锅中汆烫；葱洗净，切段；姜洗净，部分切片，部分切末，备用。

❷ 锅置火上，倒油烧热，放入鲫鱼煎至两面变黄，调入料酒，放入葱段、姜片，倒入适量清水，煮沸后放入紫菜，煮至将熟，然后放入白萝卜丝，加盐、味精调味，最后放入姜末、醋煮匀，撒香菜叶即可。

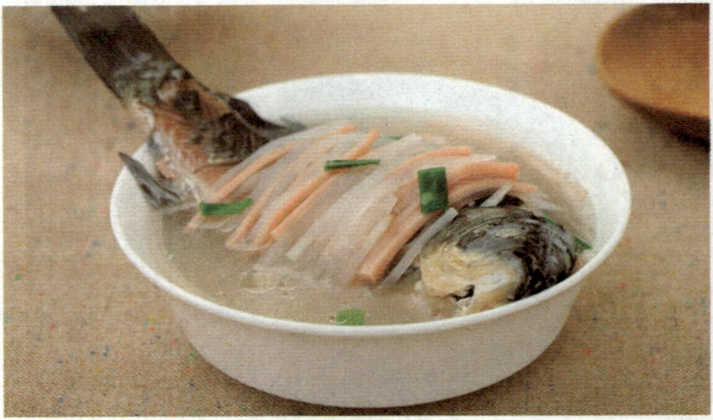

鲫鱼萝卜汤

材料 / 鲫鱼300克，白萝卜50克，火腿、冬笋、葱、姜各适量。

调料 / 高汤800毫升，醋、姜汁、花椒、味精、料酒、大料、盐各适量。

做法 / ① 鲫鱼处理干净，在鱼身表面剞花刀；白萝卜洗净，去皮，切丝；火腿切丝；冬笋去老皮，洗净，切丝；葱洗净，切段；姜洗净，切末，备用。

② 锅置火上，加油烧热，爆香花椒、大料后，放入鲫鱼煎至变色，接着放入料酒，倒入高汤，放入白萝卜丝，煮沸后转小火煮至变白，然后放入火腿丝、冬笋丝、盐、味精、姜汁稍煮，最后放入姜末、葱段、醋略煮即可。

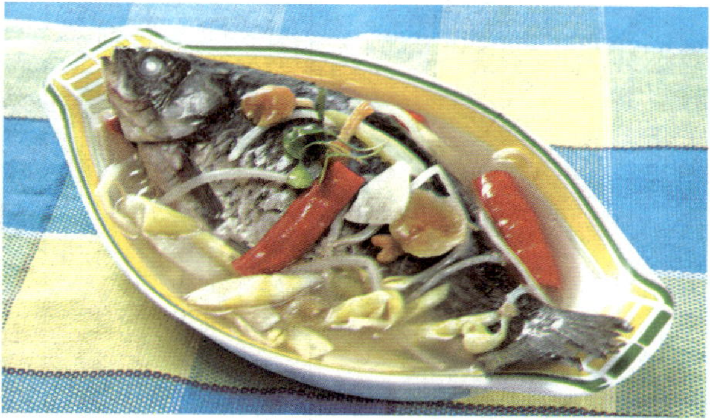

醋椒鱼汤

材料 / 净鲫鱼1条，平菇60克，竹笋50克，黄豆芽、豆苗、姜片各15克，红辣椒2个。

调料 / A. 醪糟1大匙，白醋适量，盐1小匙；B. 醪糟、白醋各1大匙，胡椒粉适量，盐1小匙；C. 鱼高汤1000毫升。

做法 / ① 红辣椒切半，加入调料A腌6小时，成醋辣椒备用；鲫鱼洗净。

② 将鲫鱼放入热油锅中煎至呈金黄色，捞出；竹笋去皮，洗净，切段；黄豆芽、平菇、豆苗分别洗净备用。

③ 锅中余油爆香姜片，倒入鱼高汤，放入醋辣椒、鲫鱼、平菇和笋段，大火煮沸后转小火再煮约20分钟，加入豆苗、黄豆芽和调料B煮匀即可。

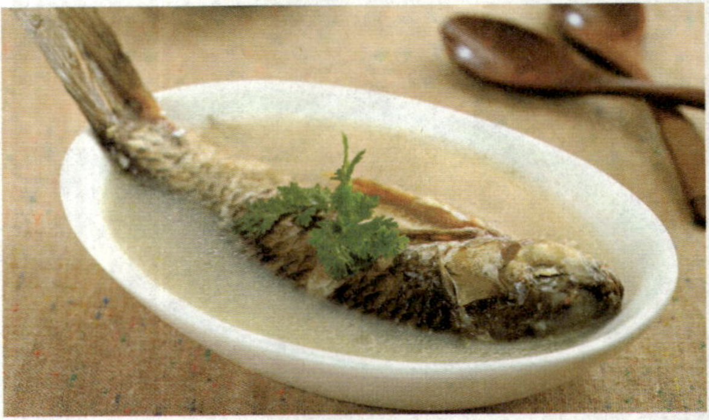

鲫鱼清汤

材料 / 鲫鱼300克，葱白、姜、香菜叶各适量。

调料 / 陈皮、盐、花椒、胡椒粉各适量。

做法 / ❶ 将鲫鱼处理干净；葱白洗净切段；姜洗净切片；陈皮洗净。

❷ 葱白段、姜片、花椒、陈皮放入纱布袋中，封好，备用。

❸ 锅置火上，加入适量清水，放入鲫鱼及纱布袋，大火煮沸后继续煮10分钟左右。

❹ 转小火煮25分钟，加盐、胡椒粉煮至入味，用香菜叶点缀即可。

养生功效

鲫鱼是改善脾虚水肿的佳品，尤其对慢性肾小球肾炎水肿和营养不良性水肿效果颇佳。

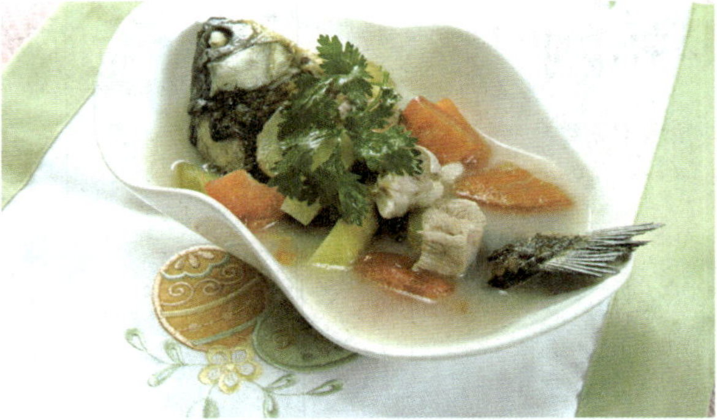

西红柿鲫鱼汤

材料 / 鲫鱼1条，西红柿2个、土豆、猪软骨各100克，姜4片，香菜叶少许。

调料 / 胡椒粉、盐、白糖各1小匙，醪糟20毫升，高汤2000毫升。

做法 / ❶ 鲫鱼去除内脏、刮除鳞片，洗净，放入平底锅中略煎至表皮呈金黄色，捞出沥干；猪软骨切块，汆烫后捞出冲净。

❷ 土豆洗净去皮，西红柿去蒂，均洗净切块，备用。

❸ 锅中倒入高汤，放入猪软骨块、土豆块、姜片、西红柿块，大火煮沸后转小火煮20分钟，再加入鲫鱼煮10分钟，关火前加入剩余调料拌匀，撒香菜叶即可出锅装盘。

蛤蜊

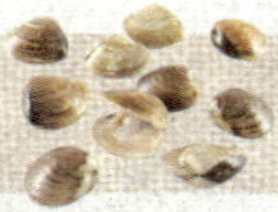

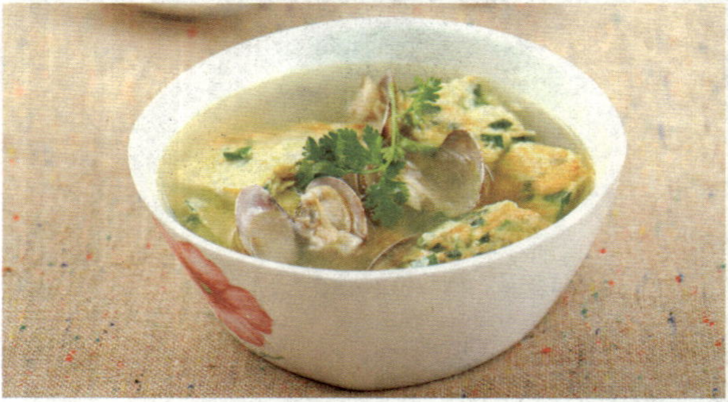

蛤蜊蛋汤

材料 / 鸡蛋6个，蛤蜊、猪肉、韭菜、香菜叶各适量。

调料 / 盐、胡椒粉、味精、高汤各适量。

做法 / ❶ 猪肉洗净，切末；韭菜择洗干净，切末；蛤蜊吐沙后洗净；鸡蛋磕入碗中，加盐、味精、韭菜末、猪肉末搅打均匀。

❷ 锅中加油烧热，倒入蛋液，煎成蛋饼，盛出切块，放入碗中。

❸ 锅内入高汤、蛤蜊，煮沸后调入盐、味精、胡椒粉，倒入鸡蛋碗中，入蒸锅中大火蒸熟后取出，点缀上香菜叶即可。

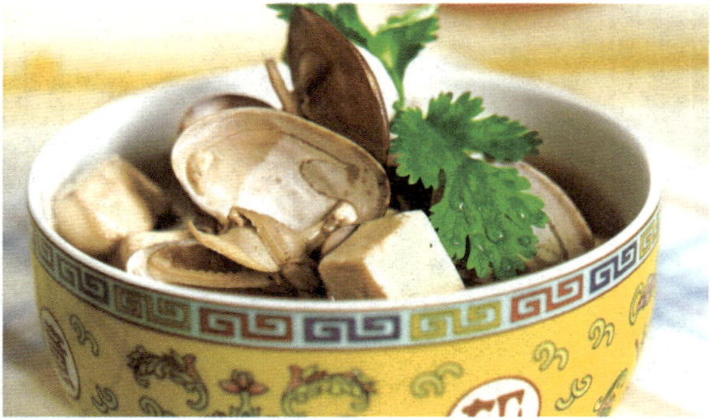

龙井蛤蜊汤

材料 / 蛤蜊300克，豆腐200克，姜适量，龙井茶叶（干品）5克，香菜叶少许。

调料 / 胡椒粉、盐、味精各适量，醋、料酒各少许。

做法 / ❶ 蛤蜊放入盆中，加入清水，浸泡待蛤蜊吐净杂质后捞出沥干；豆腐洗净，用淡盐水浸泡后切块；姜洗净，切片。将上述材料入沸水锅中煮至蛤蜊开口，捞去浮沫。

❷ 将龙井茶叶放入碗中，加适量水泡开，滤掉茶叶，将泡好的茶汤倒入锅中。

❸ 待蛤蜊、豆腐块煮至入味时，加所有调料稍煮调味即可。

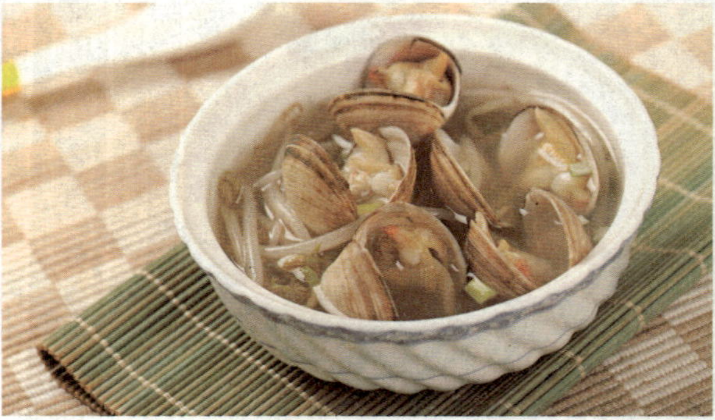

绿豆芽蛤蜊汤

材料 / 绿豆芽200克，蛤蜊肉150克，葱花、姜丝各少许。

调料 / 盐、味精、香油各适量。

做法 / ❶ 将绿豆芽和蛤蜊肉分别清洗干净。

❷ 油锅烧热，放入葱花与姜丝爆香，下入蛤蜊肉略炒，加入适量清水以大火烧沸，再转中火煨2分钟左右，放入绿豆芽煮至其熟透，加盐和味精调味，淋入香油即可食用。

养生功效

蛤蜊肉富含牛磺酸，能有效降低血液中的胆固醇，抑制胆固醇在肝脏合成和加速排泄胆固醇的独特作用，从而使体内胆固醇下降。

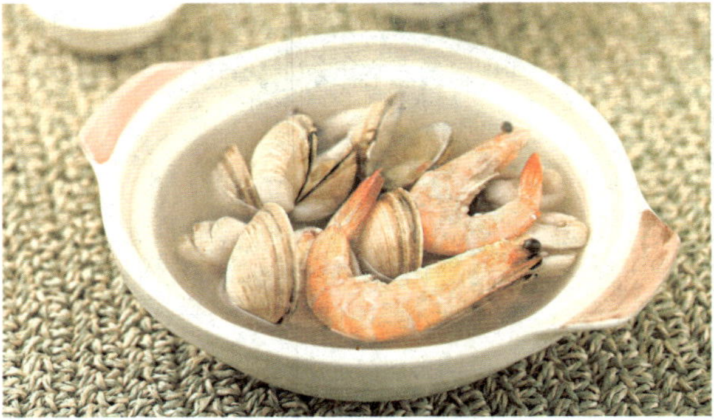

墨鱼蛤蜊虾汤

材料 / 墨鱼、鲜虾、姜片、蛤蜊各适量。

调料 / 盐适量。

做法 / ❶ 墨鱼撕去表皮，洗净，从内侧切花刀，备用。
❷ 鲜虾去肠泥，洗净。
❸ 蛤蜊反复用水洗净。
❹ 锅中加入适量清水，放入墨鱼、鲜虾、蛤蜊和姜片，大火煮沸后，转小火煮熟，加盐调味即可。

养生功效

蛤蜊可用于阴虚消渴、纳少、干咳、失眠、腰酸、目干等病症的调养和辅助食疗，有很好的润燥止渴作用。肺结核阴虚者可用蛤蜊肉同淡菜炖食，具有养血固精、补肾壮阳的作用。

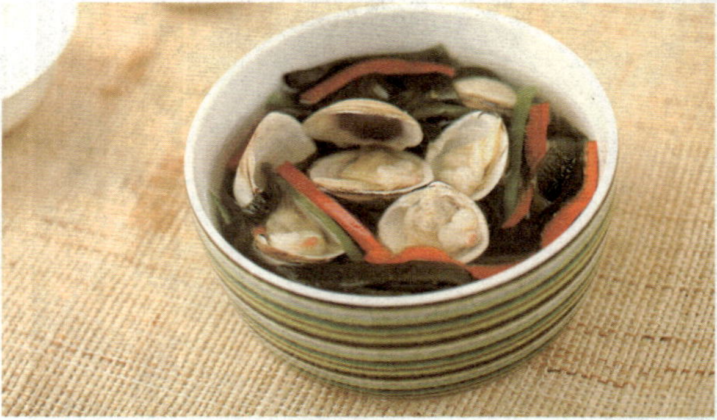

蛤蜊海带肉汤

材料 / 活蛤蜊500克，猪瘦肉200克，海带（泡发）、葱丝、姜末、蒜末、青椒丝、红椒丝各适量。

调料 / 盐、鸡精、酱油、醋、白糖、料酒、胡椒粉、香油、猪骨汤各适量。

做法 / ❶ 蛤蜊放入淡盐水中浸泡，洗净。

❷ 油锅烧热，下入姜末、蒜末、葱丝爆香，倒入猪骨汤，大火烧沸后，放入海带丝、猪瘦肉片煮1个小时；放蛤蜊、青、红椒丝，再转小火煮约5分钟，加所有调料调味即可。

养生功效

蛤蜊中富含铁，可预防和调理贫血。

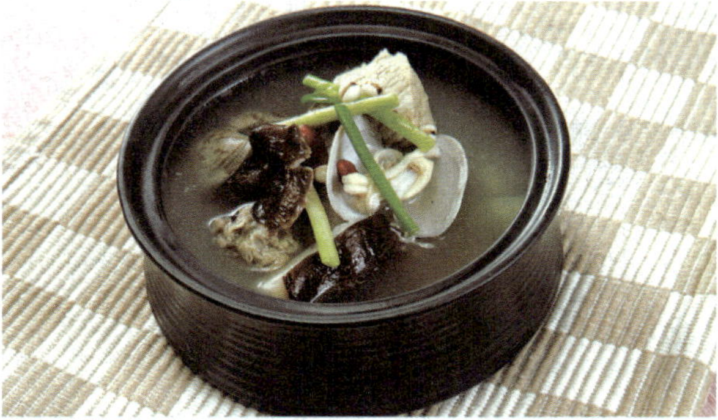

香菇蛤蜊排骨汤

材料 / 猪小排350克，香菇、蛤蜊各60克，葱适量，姜、枸杞各少许。

调料 / 醪糟50毫升，盐、白糖各1小匙，大骨高汤900毫升。

做法 / ❶ 猪小排洗净，切块，放入沸水中汆烫，去除血水后捞出。

❷ 枸杞泡水；蛤蜊浸泡清水中30分钟吐净泥沙，捞出，洗净。

❸ 香菇泡水，去蒂洗净，撕片；姜去皮切片；葱洗净切段。

❹ 锅中倒入大骨高汤煮开，放入猪小排块、姜片、香菇片、葱段，大火煮沸改小火煮30分钟，加入枸杞续煮约10分钟，再加入蛤蜊、醪糟、盐、白糖煮至蛤蜊开口即可盛出。

海带

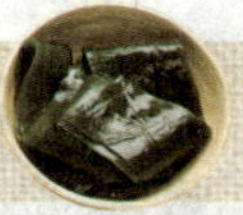

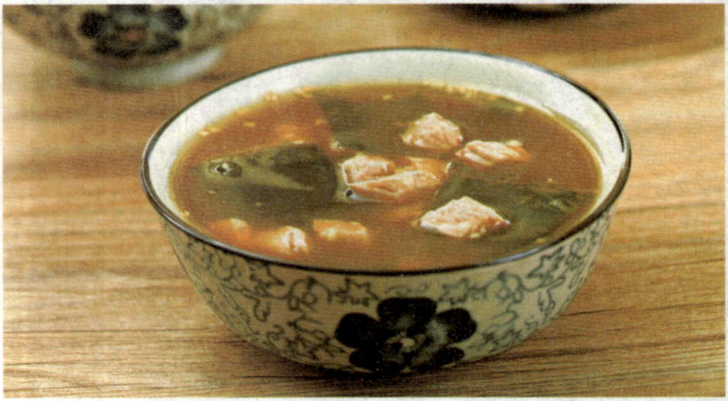

海带牛肉汤

材料 / 干海带100克，牛肉50克，蒜适量。

调料 / 香油、酱油、盐各适量。

做法 / ❶ 干海带入清水中浸泡至软后洗净，捞出，沥干，切块；牛肉洗净，切块；蒜去皮，切末，备用。❷ 锅置火上，烧热后放入牛肉块，再加香油、酱油和少许盐调味，搅拌均匀，煮2分钟，然后放入海带块，一边搅拌一边煮约1分钟，再倒入适量清水，煮沸后放入蒜末，大火煮沸后转小火，盖盖煮20分钟，最后加适量盐调味即可。

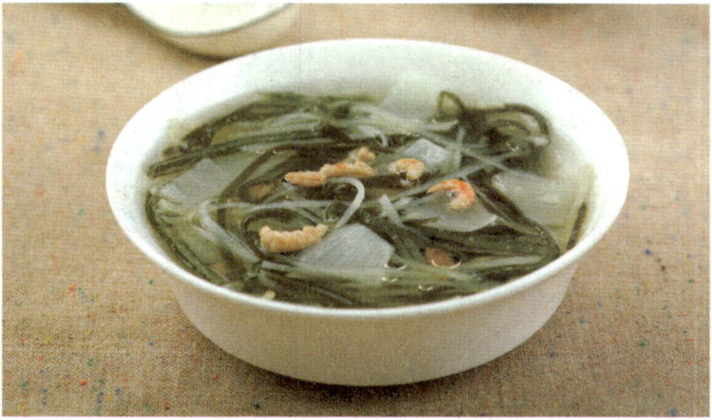

海带土豆汤

材料 / 土豆150克，干海带、洋葱50克，水发海米适量。

调料 / 高汤、盐、味精、香油各适量。

做法 / ① 土豆去皮，洗净，切丝；干海带入锅中蒸35分钟，取出，洗净，切丝后入沸水中略汆烫，捞出，沥干；洋葱去皮，切块，备用；水发海米洗净。

② 土豆丝放入加有盐的清水中浸泡10分钟，捞出，沥干，备用。

③ 锅置火上，加入适量油烧热，炒香洋葱块，然后加入高汤、水发海米煮沸，撇去浮沫，接着放入土豆丝、海带丝略煮，最后加盐、味精调味，滴入香油即可出锅装盘。

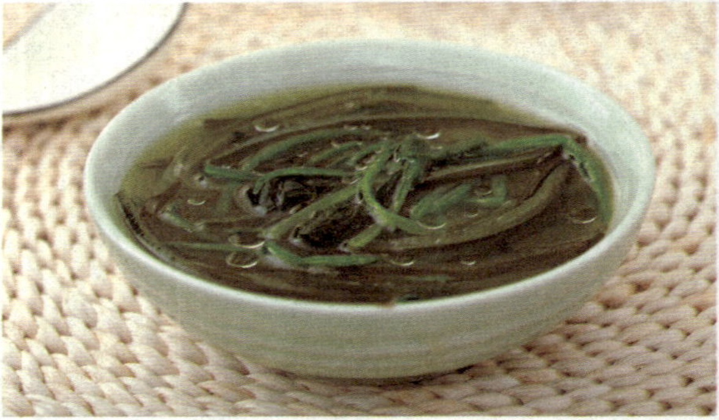

菠菜海带汤

材料 / 海带300克、菠菜200克。

调料 / 盐适量。

做法 / ❶ 海带洗净，切丝；菠菜洗净，备用。

❷ 锅置火上，加入适量清水，放入海带丝，小火煮45分钟。

❸ 然后放入菠菜，继续煮约4分钟，最后加盐煮至入味即可。

养生功效

海带中含有多种维生素和氨基酸，其中维生素C具有很好的增强人体免疫力的功效，故常食此汤可以增强体质，提高免疫力。此外，海带上常附着一层白霜似的白粉，具有降低血压、利尿消肿的作用。

第八章

补养全身的养生汤

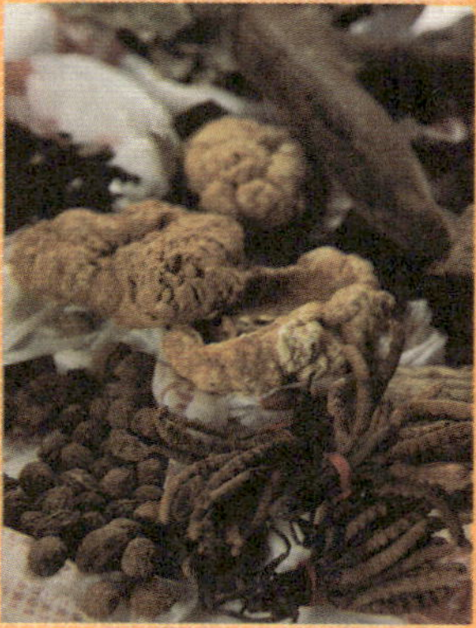

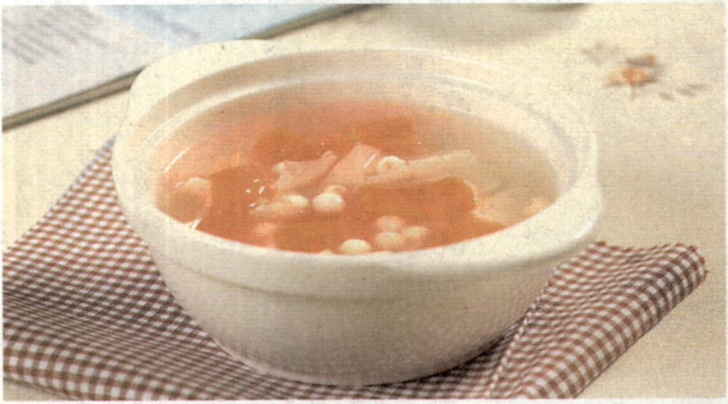

香芋百合芡实煲

材料 / 芋头块250克，胡萝卜块120克，鲜百合、芡实各20克。

调料 / 高汤、水淀粉、盐、淡奶油各适量。

做法 / ❶ 芡实、鲜百合洗净，用热水浸烫30分钟后放入锅中，加水煮沸，再改小火再煮约10分钟。

❷ 胡萝卜块与芋头块一起放入热油锅中煎至金黄色，盛出放入做法❶的锅中。

❸ 锅中加入高汤煮沸，转小火，加入淡奶油搅匀，等到食材软糯后放入盐、水淀粉调匀即可食用。

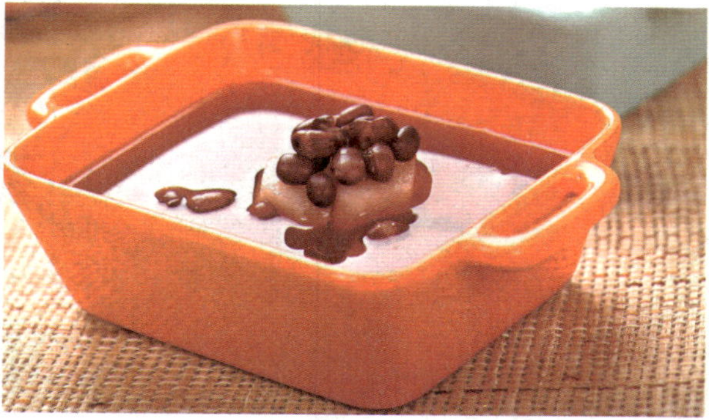

山药红豆汤

材料 / 山药块200克，红豆30克。

调料 / 黑糖2大匙。

做法 / ❶ 红豆浸泡于水中4个小时，捞出，洗净备用。

❷ 红豆与水一同倒入锅内，大火煮滚后再转小火煮，熄火闷30分钟。

❸ 再转大火加入山药块，煮滚后转小火煮5分钟，熄火闷10分钟。

❹ 最后加入黑糖调味即可食用。

养生功效

山药含有大量的黏液蛋白、维生素及微量元素，能有效阻止血脂在血管壁的沉积，预防心血管疾病，起到安神、延年益寿的功效。红枣为补养佳品，食疗药膳中常加入红枣补养身体。

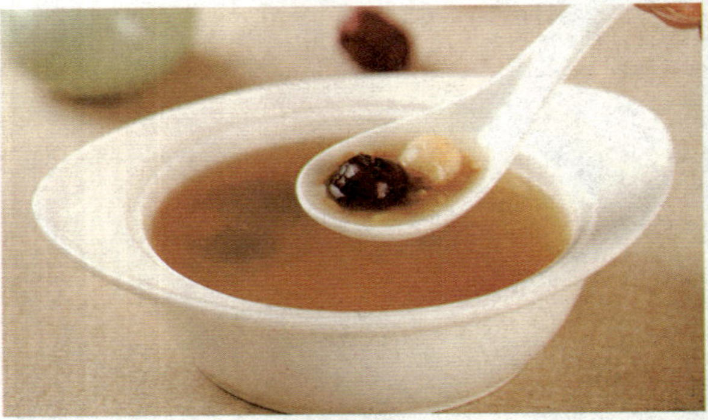

莲子红枣小麦汤

材料 / 新鲜莲子30克，小麦50克，红枣20克。

调料 / 冰糖适量。

做法 / ❶ 将小麦淘洗干净，放入盛有适量水的砂锅中煮30分钟，滤去渣滓，留下汁液。

❷ 将莲子、红枣分别淘洗干净，莲子去心，红枣去核。

❸ 将红枣、莲子放入盛有小麦汁的锅中熬煮，直到食物熟烂为止，加适量冰糖即可。

养生功效

红枣是一种补益佳品，具有健脾益胃、补气养血、养血安神的功效。红枣中还含有抑制癌细胞，甚至可使癌细胞向正常细胞转化的物质，能有效预防癌症。

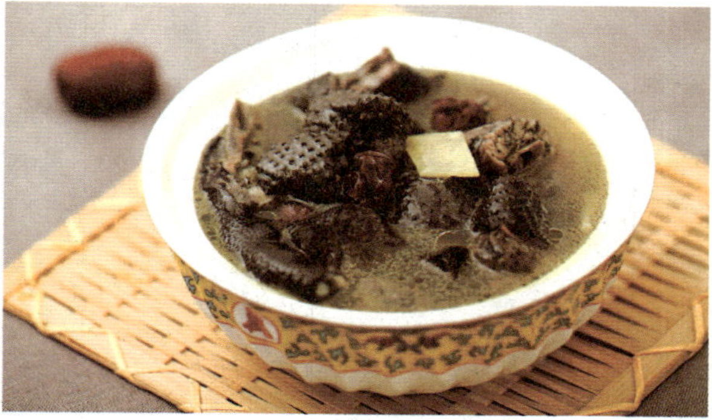

何首乌红枣煲乌鸡

材料 / 乌鸡1只，制何首乌20克，红枣30克，姜片适量。

调料 / 盐适量。

做法 / ❶ 将乌鸡处理干净，剁块，入沸水中汆烫去血水，捞出，沥干水分；制何首乌、红枣分别洗净。❷ 将所有处理好的材料放入汤锅中，倒入适量开水，大火煮沸，然后改中火煲2个小时，加入盐调味即可。

养生功效

乌骨鸡性平、味甘，具有滋阴清热、补肝益肾、健脾止泻等作用。食用乌鸡，可改善生理功能、延缓衰老、强筋健骨，对防治骨质疏松、佝偻病等有明显食疗功效。

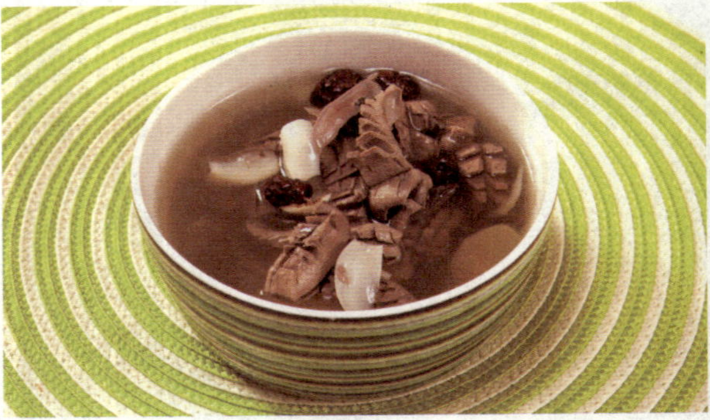

百合腰花汤

材料 / 猪腰250克，鲜百合30克，红枣适量，姜、葱各少许。

调料 / 盐适量，香油1大匙，料酒2大匙。

做法 / ❶将猪腰洗净后剖开，切除白筋，先剞花刀再切成薄片，入沸水中略氽烫后捞出，沥干，备用。

❷ 将鲜百合剥开成片状，洗净，再放入沸水中略氽烫后捞出，过凉，备用。

❸ 将姜去皮后洗净，切片，备用；葱洗净后切末，备用。

❹ 锅置火上，倒入清水，加入猪腰片、鲜百合片、红枣、姜片、葱末及料酒煮至将熟，再加入盐调味，最后淋入香油调匀即可。

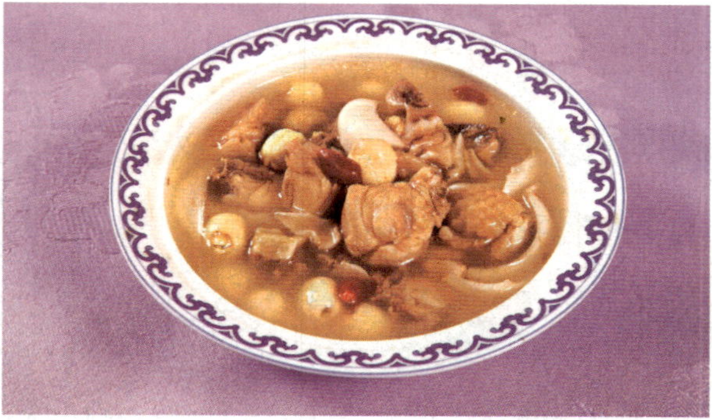

莲子百合鸡汤

材料 / 鸡块 300 克，干莲子 30 克，干百合 20 克，姜片 3 片，枸杞少许。

调料 / 盐半小匙，鸡精适量，料酒 1 小匙。

做法 / ❶ 先将干莲子和干百合泡水 2 个小时备用。
❷ 鸡块洗净，放入沸水中汆烫去除血水，捞起沥干水分。
❸ 取一炖盅，加入适量水，放入莲子、百合、土鸡块、姜片，加入盐、料酒、鸡精，大火煮开后再转小火炖约 2 个小时，撒上枸杞即可。

养生功效

莲子所含生物碱具有强心作用，能抗心律不齐，是老少皆宜的滋补品，对于久病或老年体虚者，更是营养佳品。

补气养血汤——养出女人好气色

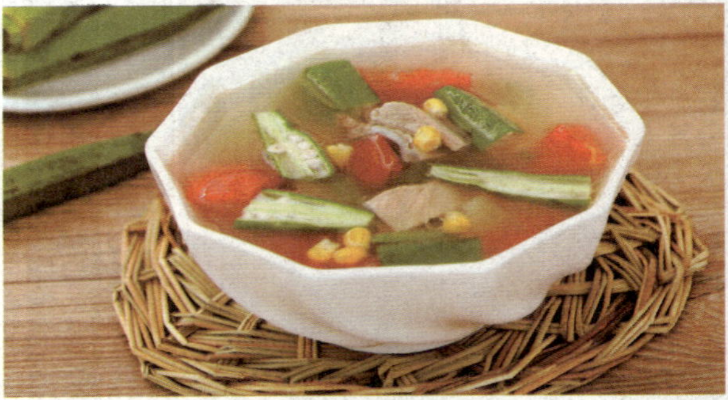

鲜蔬鹅肉汤

材料 / 土豆块250克，去皮鹅肉块200克，西红柿块150克，秋葵块、芹菜、甜玉米粒各50克，姜片适量。

调料 / 高汤、盐、胡椒粉各适量。

做法 / ❶ 鹅肉块入加有姜片的沸水中汆烫后捞出；芹菜洗净，梗切段，叶切末。

❷ 锅置火上，加入适量清水，放入鹅肉块、土豆块、西红柿块、芹菜梗段、甜玉米粒，倒入高汤，大火煮沸后转小火煮1个小时，放入秋葵块，大火煮沸后关火，最后放入胡椒粉、芹菜叶末、盐搅拌均匀即可。

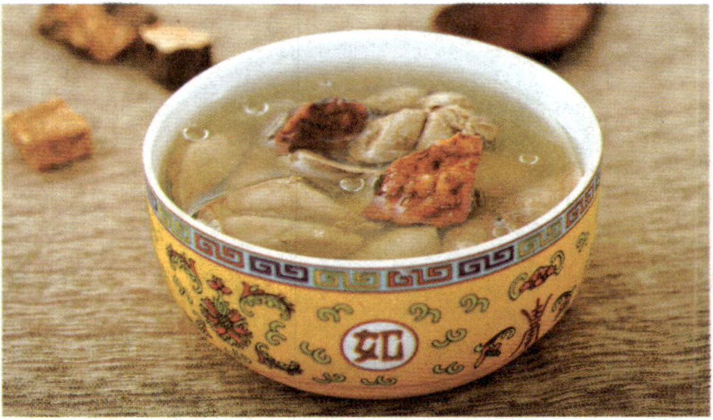

鸭肝滋补汤

材料 / 鸭肝500克，制何首乌20克。

调料 / 高汤、味精、盐各适量。

做法 / ❶ 鸭肝洗净，切块；制何首乌洗净，入清水中浸泡至软，切片，备用。

❷ 锅中倒入高汤，放入制何首乌片，煮35分钟，然后放入鸭肝块，继续煮至鸭肝块熟，最后放入盐、味精煮至入味即可食用。

养生功效

鸭肝可滋阴补血、益气、利水消肿，是最理想的补血佳品之一。与制何首乌搭配食用有助于缓解由于血虚引起的头晕眼花等。

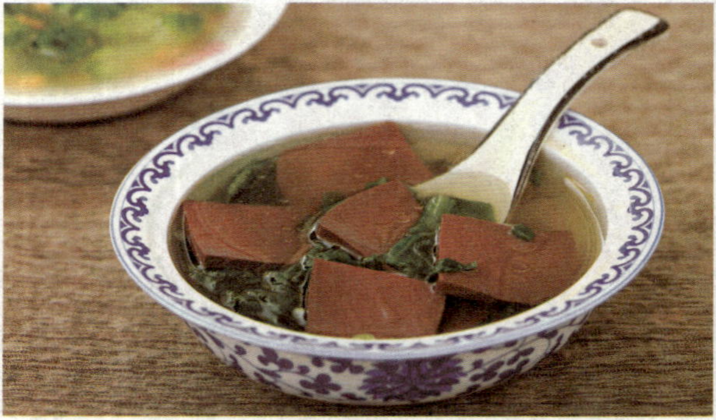

鸭血油菜汤

材料 / 油菜250克，鸭血50克，葱适量。

调料 / 香油、盐各适量。

做法 / ❶ 油菜择洗净，切段；鸭血洗净，切片；葱洗净切末。

❷ 锅置火上，加入适量油烧热，炒香葱末，然后倒入适量清水，煮沸后放入鸭血片，再次煮沸后转小火煮10分钟，接着放入油菜段，调入盐，小火煮5～10分钟，最后淋入香油即可。

养生功效

油菜含有大量胡萝卜素和维生素C，有助于增强机体免疫力；而鸭血是最理想的补血佳品之一。两者搭配食用可以清心安神，适合阴虚体质者食用。

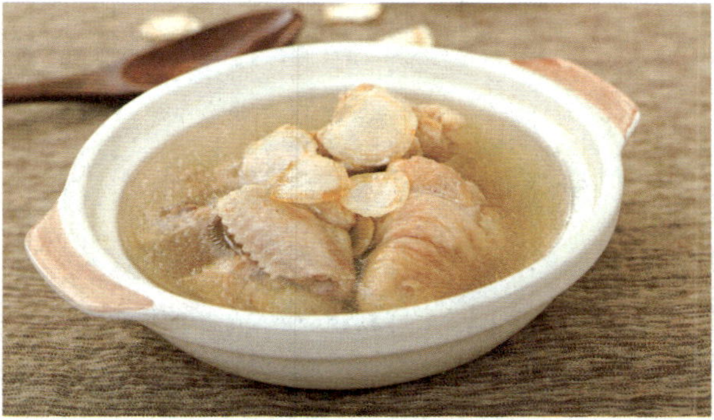

补气参鸡汤

材料 / 母鸡肉块500克，姜片20克，人参3克，葱段适量。

调料 / 料酒、盐各适量。

做法 / ❶ 人参洗净切片，备用。

❷ 油锅烧热，炒香葱段、姜片，烹入料酒，加适量清水煮沸捞出葱段、姜片。

❸ 然后放入鸡肉块、人参片，再转小火加盖煮约30分钟，撇去浮沫，加盐调味即可。

养生功效

人参不但能够调节人体的中枢神经系统，有效改善大脑的兴奋和抑制过程，使之有效地趋于平衡，还能够缓解疲劳，是气虚者食用的佳品。

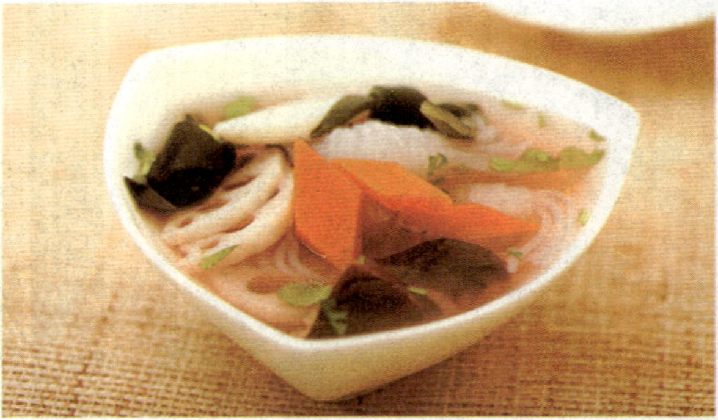

莲藕补血汤

材料 / 莲藕250克，海带结100克，胡萝卜、牛蒡子各80克，水发香菇适量，香菜末少许。

调料 / 盐、醋各适量。

做法 / ❶ 莲藕去皮洗净，切片，放在加醋的水中浸泡；海带结泡发洗净；胡萝卜洗净，切块；牛蒡子去皮洗净，切片，放在加醋的水中与莲藕片一起浸泡；香菇洗净，一切为二。❷ 锅内加入适量清水，放入所有材料入锅同煮。❸ 煮至所有材料熟透时，加盐调味，最后撒上香菜末即可。

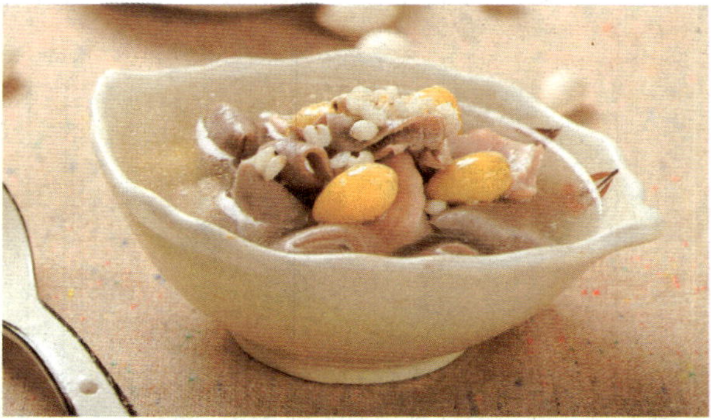

薏米白果煲猪肚

材料 / 猪肚 150 克，白果 30 克，薏米 50 克，生姜 10 克。

调料 / 盐 1 大匙，醪糟适量，面粉少许。

做法 / ① 将猪肚加面粉充分清洗干净；姜洗净，去皮切片；白果洗净；薏米洗净。

② 锅置火上，放入猪肚片和适量清水，大火煮至半熟。

③ 将猪肚片捞出，待其稍放凉后切成小块，盛入碗中，备用。

④ 净锅置火上，放入猪肚块、姜片、薏米、白果和足量清水。

⑤ 先开大火烧沸，再转中火炖煮 1 个小时至猪肚块完全熟透，加醪糟搅匀，最后加盐调味即成。

补钙壮骨汤 ——养好骨骼助长寿

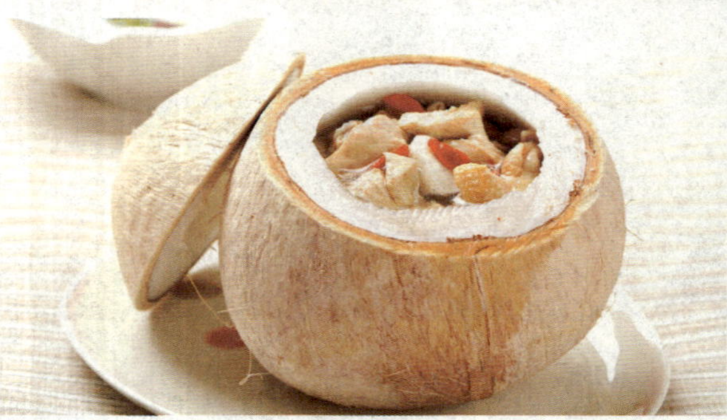

椰香鸡汤

材料 / 鸡腿肉 200 克，香水椰子 1 个，山药块适量，水发枸杞少许。

调料 / 盐、鸡精各少许。

做法 / ❶ 从椰子顶部约 1/5 处切开，将椰子汁倒出；鸡腿肉洗净，切块。

❷ 将鸡腿块放入沸水锅中汆烫，洗净血水，捞出，沥干水分，备用。

❸ 将鸡腿块、山药块、枸杞放入椰壳内。

❹ 再倒入准备好的椰子汁（约 9 分满）。

❺ 将椰子移至蒸锅，盖上椰子盖和锅盖，开火蒸 1 个小时至熟，加盐、鸡精调味即可。

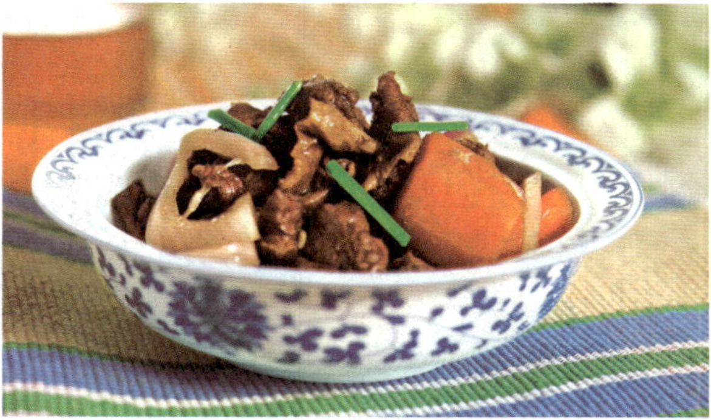

红酒炖羊肉

材料 / 羊肉块500克，胡萝卜块100克，洋葱片50克，姜片、葱段、蒜末各适量。

调料 / 干辣椒片、红酒、花椒、盐、白糖、料酒、桂皮各适量。

做法 / ① 羊肉块加清水、花椒腌渍15分钟，放入加有葱段、姜片、料酒的沸水锅中汆烫，去掉浮沫，捞出冲净污渍。

② 油锅烧热，爆香蒜末、姜片、干辣椒片，下羊肉块煸炒，使其水分收干。

③ 将红酒、花椒、白糖、盐、料酒调成味汁，淋入锅中，翻炒，加桂皮、适量清水，用大火煮开。

④ 改小火炖至羊肉块熟烂，加胡萝卜块、洋葱片煮熟即可。

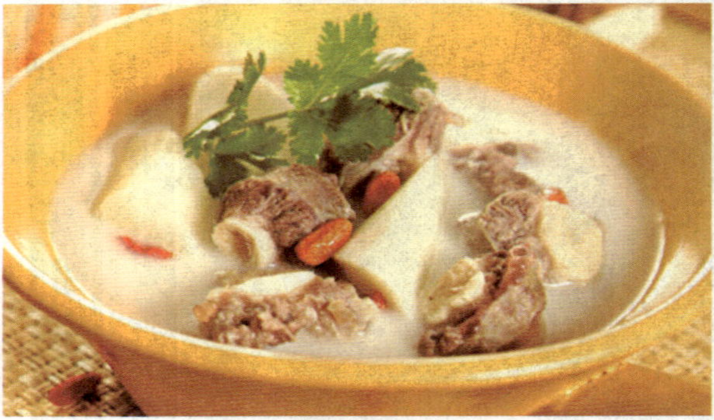

牛尾山药汤

材料 / 牛尾350克，山药300克，姜4片，枸杞适量，香菜叶少许。

调料 / 料酒、盐、白胡椒粉各适量。

做法 / ① 牛尾沿骨节分割成段，用冷水浸泡去除血水，然后放入有姜片、料酒的沸水中汆烫，捞出冲净。

② 将山药去皮，洗净，切块，与汆烫好的牛尾段、姜片一同入锅，加适量热水、料酒，用大火煮沸，撇去浮沫。

③ 然后加入适量枸杞，再转小火继续煲2个小时左右。

④ 待汤变浅白、牛尾段软烂时，加适量盐、白胡椒粉调味，点缀香菜叶即可。

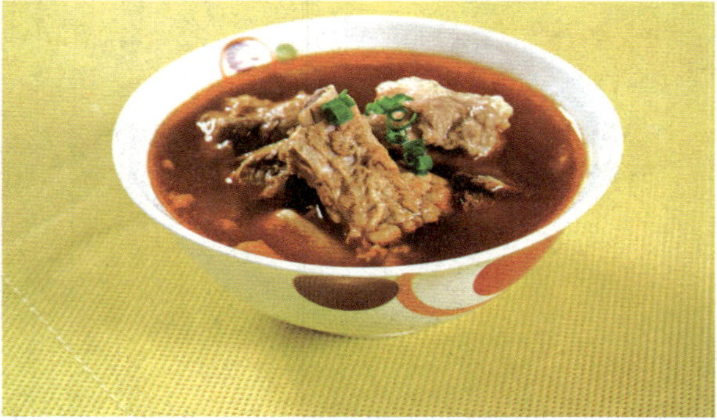

糖醋猪骨汤

材料 / 猪排骨300克，姜、葱各适量。

调料 / 红糖50克，白醋30克。

做法 / ① 猪排骨放入水中洗净、斩块；姜去皮，洗净、切片；葱洗净、切花。

② 锅内加水烧开，放入姜片、猪排骨块稍煮片刻，捞起沥干，备用。

③ 猪排骨块放入瓦煲内，加入适量清水、白醋，以小火煲2个小时左右，取出装入碗中，调入红糖，撒上葱花即可。

养生功效

猪排骨含有蛋白质、脂肪、维生素等，其中钙含量极高，有补肾强筋、滋阴润燥、补血益气的作用。

补脑益智汤——脑力充沛更聪明

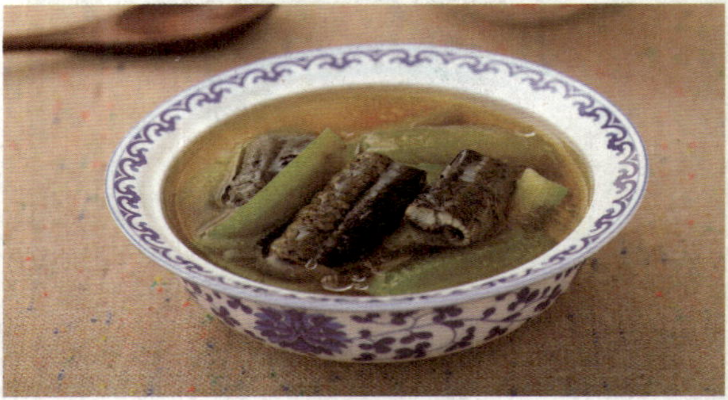

茄香鳝鱼汤

材料 / 鳝鱼 300 克，茄子 200 克。

调料 / 五香粉、白糖各少许，盐、酱油各适量。

做法 / ❶ 鳝鱼处理干净后洗净，切段；茄子洗净，去皮，切段，入盐水中浸泡，备用。

❷ 锅置火上，加入适量油，烧热后放入鳝鱼段，煎至表面变黄，然后加入适量清水，调入五香粉、白糖、盐、酱油，大火煮沸后再转小火，煮至鳝鱼肉熟烂，再放入茄子段，炖煮约 20 分钟后，盛出食用即可。

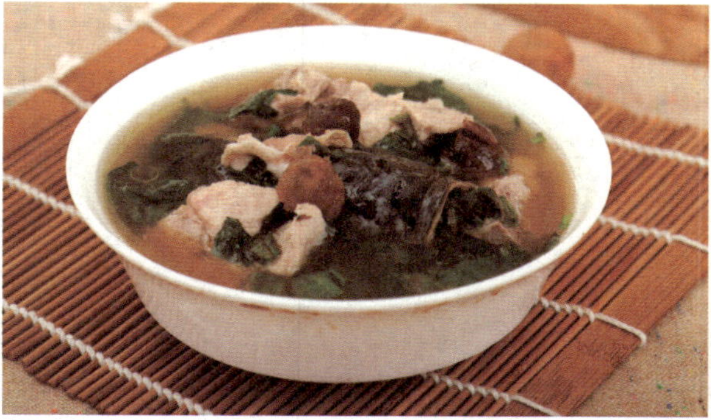

鱼头脊骨汤

材料 / 鱼头500克，桂圆肉50克，猪脊骨100克，紫苏叶、香菜末、葱段、姜各适量。

调料 / 盐、料酒、醋各适量。

做法 / ❶ 鱼头洗净；猪脊骨洗净，切块；紫苏叶洗净。

❷ 锅置火上，加入适量清水，放入猪脊骨块，大火煮沸后撇去浮沫，然后放入鱼头、桂圆肉，煮沸后转小火，放入葱段、姜，调入醋、料酒，煮至材料熟烂。最后加盐、紫苏叶、香菜末煮沸即可。

养生功效

鱼头含不饱和脂肪酸，既可以健脑，还可延缓脑力衰退。

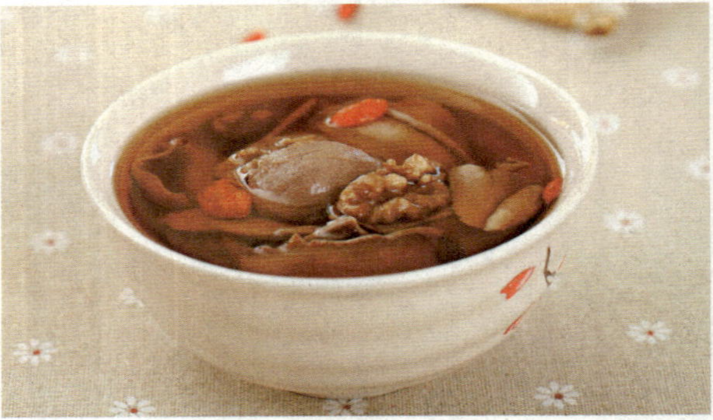

猪腰核桃汤

材料 / 猪腰500克，核桃仁、枸杞、葱、姜各适量。

调料 / 高汤950毫升，胡椒粉、盐、鸡精、味精、熟猪油、料酒各适量。

做法 / ❶ 猪腰对剖后去筋膜，洗净，切厚片，入沸水中汆烫后捞出，冲洗干净；核桃仁入沸水中汆烫至熟，捞出；葱切段；姜切片，备用。

❷ 锅置火上，放熟猪油烧热，爆香葱段、姜片，然后放入猪腰片煸炒至干，再烹入料酒，倒入高汤，接着放入核桃仁，调入胡椒粉、盐，转小火煮25分钟，最后放入枸杞、味精、鸡精煮匀即可盛出食用。

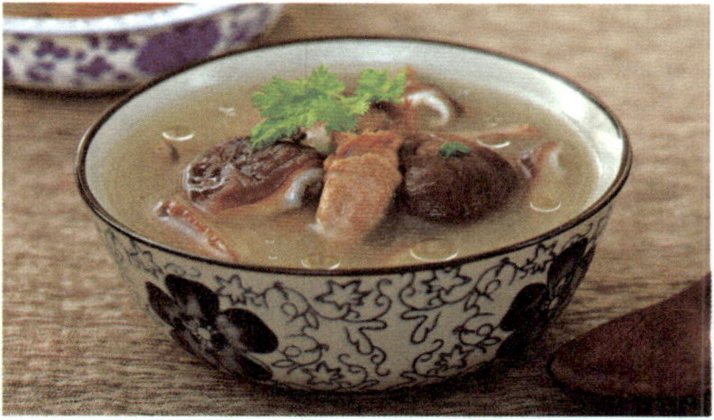

香煲鹌鹑汤

材料 / 鹌鹑 500 克，鲜香菇 30 克，白及、白豆蔻、砂仁、葱、香菜叶各适量。

调料 / 盐、味精、料酒各适量。

做法 / ① 鹌鹑宰杀洗净；香菇去蒂洗净，切块；白及、白豆蔻、砂仁分别洗净，放入袋中，制成药袋封好；葱洗净切末，备用；香菜叶洗净，备用。

② 锅置火上，加入适量清水，放入鹌鹑块、药袋，大火煮沸后转小火，煮约 25 分钟，然后取出药袋，放入香菇块、葱末，调入味精、盐、料酒，煲到鹌鹑肉熟烂，盛出，撒上香菜叶即可。

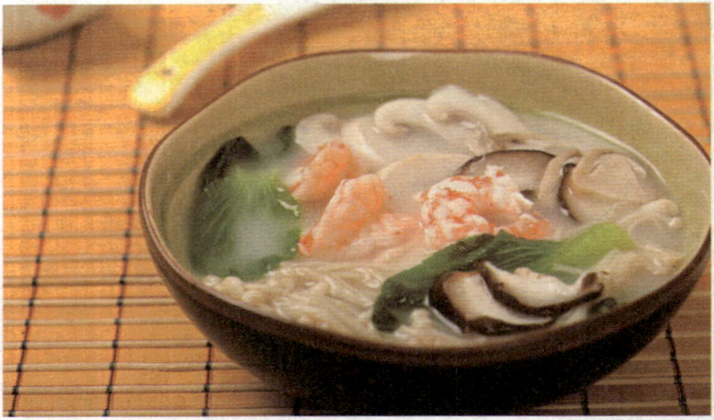

益智煲

材料 / 金针菇250克，虾仁、小白菜、鲜香菇、草菇、洋菇各100克。

调料 / 盐、猪骨高汤各适量。

做法 / ❶ 将虾仁洗净，沥干水分，备用；将金针菇、小白菜、鲜香菇、草菇、洋菇择洗干净，沥干水分，备用。

❷ 锅中注入猪骨高汤，将金针菇、鲜香菇、草菇和洋菇下入锅中，煮至汤沸后再煮2分钟左右，下入虾仁和小白菜煮至二者均熟透，加盐调味即可。

养生功效

金针菇氨基酸含量高，对增强智力发育、增强记忆力有裨益，适合青少年食用。

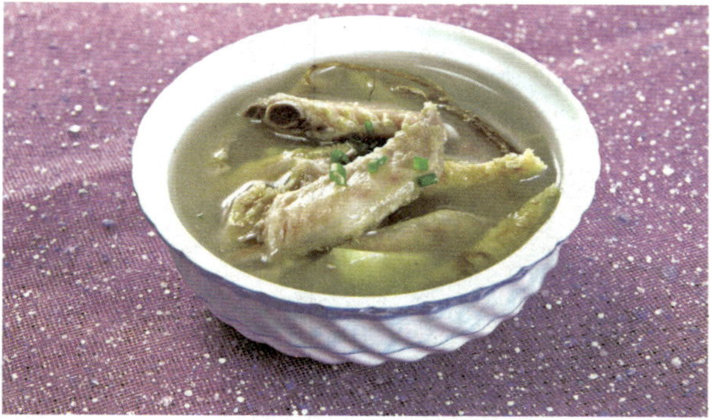

人参玉竹煲翅群

材料 / 鸡翅350克，脊骨300克，猪瘦肉250克，人参15克，玉竹20克、姜片、葱末各适量。

调料 / 盐、鸡精各适量。

做法 / ❶将鸡翅放入沸水中汆烫一下；脊骨切块；猪瘦肉切块；姜去皮，切片。❷砂锅烧水，待水沸时，将脊骨块、猪瘦肉块汆烫，备用。❸砂锅中入鸡翅、瘦肉块、脊骨块、姜片、人参、玉竹，加入适量水，大火煲2个小时后放入盐、鸡精，撒上葱末即可。

养生功效

人参中含有一种酸类物质，能兴奋中枢神经系统，具有健脑益智的作用。

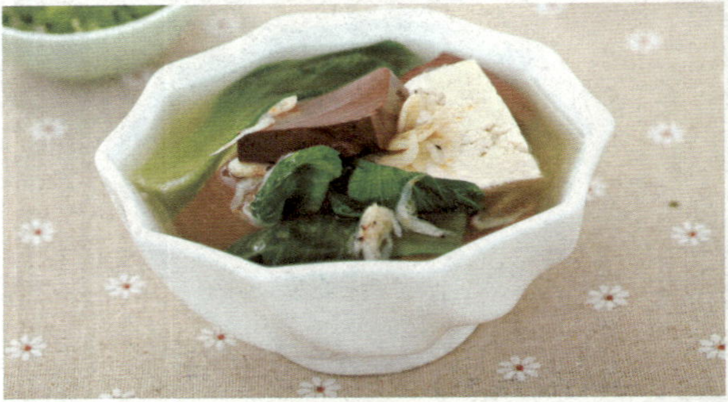

多彩猪血煲

材料 / 猪血450克，油菜300克，豆腐1块，虾皮适量。

调料 / 盐适量。

做法 / ① 猪血、豆腐分别洗净，切小片；油菜洗净，备用。

② 锅置火上，加入适量清水，煮沸后放入虾皮略煮。

③ 放入猪血片、豆腐片、油菜，煮5分钟左右，加盐煮至入味即可。

养生功效

油菜为低脂肪蔬菜，且含有膳食纤维，对脾胃有一定的益处。本汤适宜痰湿质者饮用。

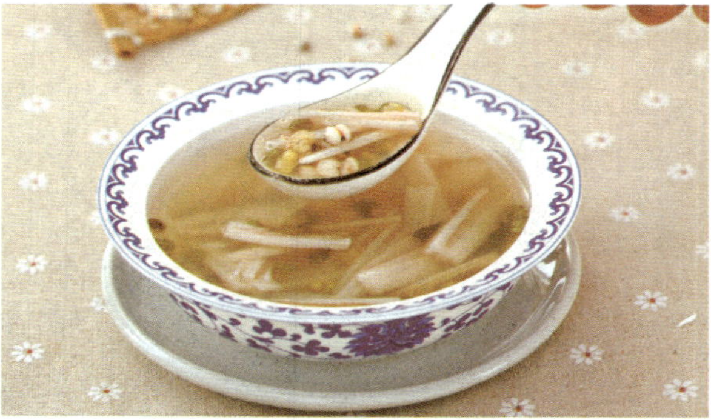

薏米藕香汤

材料 / 莲藕300克，绿豆、薏米各100克。

调料 / 盐（白糖）适量。

做法 / ① 莲藕洗净，去皮，切丝；绿豆、薏米分别洗净，入清水中浸泡2.5个小时。

② 锅置火上，加入适量清水，大火煮沸后放入莲藕丝、绿豆、薏米，煮至材料熟后转小火，继续煮20分钟，最后加盐或者白糖煮至入味即可食用。

养生功效

绿豆性凉、味甘，具有清热解毒、消暑除烦、止渴健脾等养生功效；绿豆还能解百毒，能帮助体内毒物的排泄，从而促进机体的正常代谢。

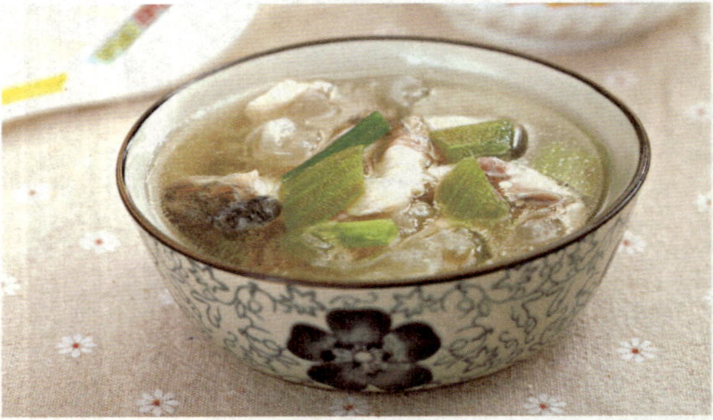

鳜鱼丝瓜汤

材料 / 鳜鱼肉片300克，丝瓜块250克，鸡蛋1个（取蛋清），水发银耳、葱丝各适量。

调料 / 高汤1000毫升，葱姜汁、盐、干淀粉、料酒、胡椒粉、味精、熟鸡油各适量。

做法 / ❶ 鳜鱼肉片放入碗中，加干淀粉、蛋清、葱姜汁、料酒抓匀，备用。

❷ 锅置火上，倒入部分高汤煮沸后放入银耳、盐、味精，煮沸后撇去浮沫，然后放入丝瓜块略煮，倒入碗中，放入胡椒粉、葱丝。

❸ 净锅放入高汤、料酒、盐，煮沸后放入鳜鱼肉片，煮熟，倒入装有丝瓜汤的碗中，最后淋上熟鸡油即可。

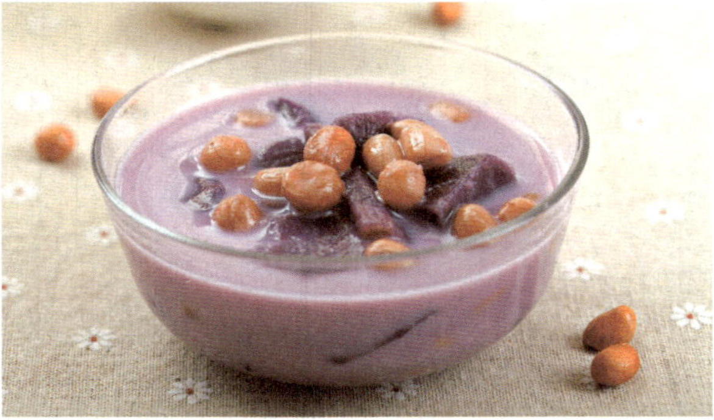

牛奶山药汤

材料 / 紫山药 400 克，花生适量。

调料 / 牛奶适量。

做法 / ❶ 紫山药洗净，去皮，切块；花生放入水中浸泡 1 个小时，备用。

❷ 锅置火上，倒入牛奶，放入熟花生、紫山药块，大火者 20 分钟后再转小火煮 10 分钟，煮至所有材料熟烂即可盛出食用。

养生功效

山药可增强脾胃消化吸收功能，是一味平补脾胃的药食两用之品，不论脾阳亏或胃阴虚，皆可食用。花生含丰富的脂肪和蛋白质，并含有人体必需的氨基酸，有促进脑细胞发育、增强记忆力的功能。

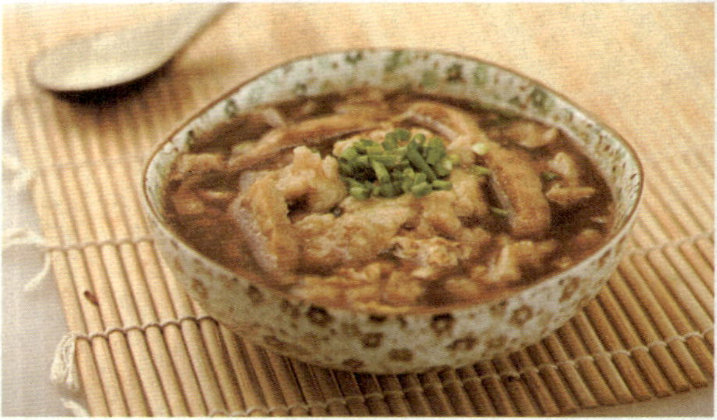

疙瘩饼丝汤

材料 / 面粉200克，鸡蛋1个，饼丝100克，葱花少许。

调料 / 盐、鸡精、香油各适量。

做法 / ❶ 鸡蛋打入碗内，搅成鸡蛋液；面粉加适量水搅成稠糊。

❷ 锅内加适量清水，以大火烧沸，将面糊倒入锅中。

❸ 再次烧沸后加饼丝，倒入鸡蛋液，加盐、鸡精调味，淋香油，撒葱花即可。

养生功效

此面食具有益气养胃、助消化的功效。这是因为面食本身具有健脾养胃的作用，对于脾胃虚弱的人具有保健作用，体弱的人可以长期食用。

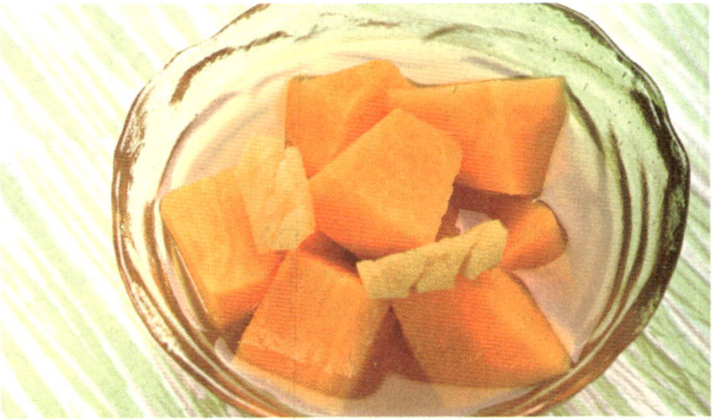

黑糖甘薯汤

材料 / 甘薯 250 克，老姜 1 块（约 50 克）。

调料 / 黑糖 2 大匙。

做法 / ❶ 材料洗净。甘薯去皮，切块；老姜去皮，用刀背拍碎。

❷ 水倒入锅中，煮沸后加甘薯块和姜碎，以中火熬煮 10 ~ 15 分钟。

❸ 转小火加入黑糖调匀即成。

养生功效

甘薯能有效地阻止糖类转变为脂肪，有利于减肥、健美。甘薯含有大量膳食纤维，在肠道内无法被消化吸收，能刺激肠道蠕动、通便排毒，尤其对老年性便秘有较好的疗效。

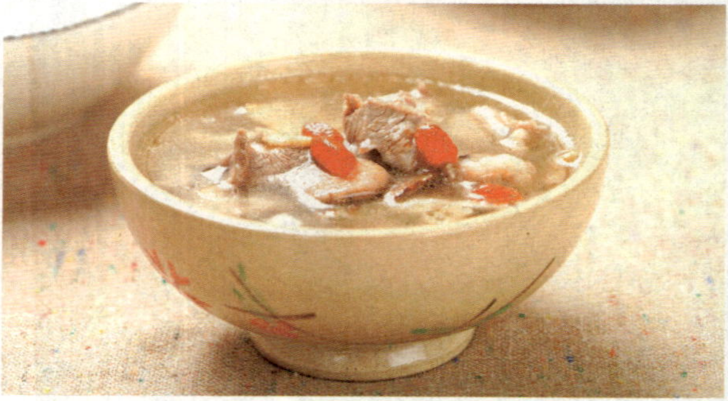

清香羊肉煲

材料 / 羊肉500克，姜、葱、蒜瓣、当归、水发枸杞、干山药、甘草各适量。

调料 / 鸡高汤300毫升，盐1小匙，醪糟1大匙，白糖少许。

做法 / ① 羊肉洗净，切块；姜洗净，切片；葱、蒜瓣均洗净，切末；其余材料均备齐。

② 将羊肉块放入沸水锅中氽烫透，捞出，沥干水分。

③ 锅中倒入适量清水，放入鸡高汤、醪糟和所有材料，大火烧开，撇去浮沫后盖上锅盖，转中小火煮1.5个小时，用盐、白糖调味即可。

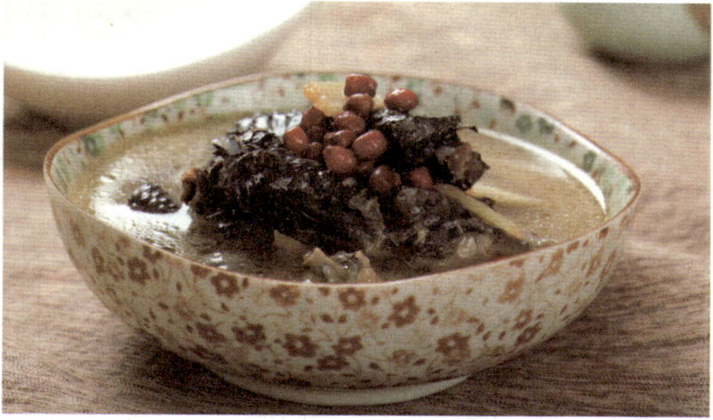

红豆乌鸡煲

材料 / 乌鸡肉500克，红豆100克，姜片适量。

调料 / 盐1小匙，醪糟50毫升。

做法 / ① 红豆洗净后入清水中浸泡4个小时，捞出、沥干；乌鸡肉洗净，剁成小块。

② 将乌鸡块放入沸水锅中略汆烫，洗净血水后捞出，过凉，备用。

③ 锅中放入红豆、姜片和适量清水，大火煮沸，再放入乌鸡块，再次煮沸后盖上锅盖，加醪糟，转中小火焖煮约40分钟，加盐调味。

养生功效

乌鸡性平、味甘，归肝、肾经，具有滋阴补肾、养血益精、养肝补虚等多种功效。

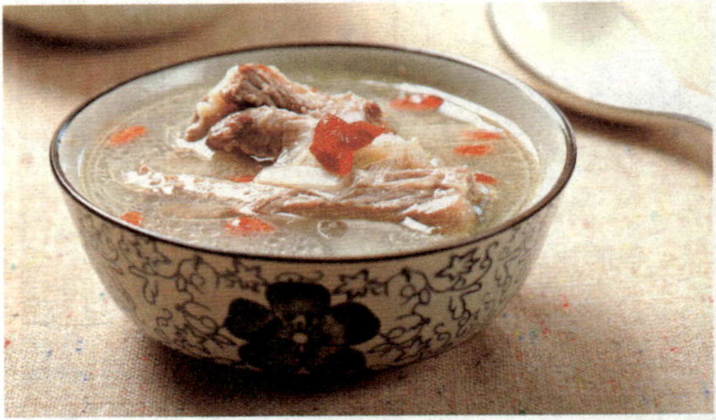

羊肉滋补汤

材料 / 羊排400克，葱片少许，姜片、枸杞各适量。

调料 / 盐适量。

做法 / ① 羊排洗净切块，沥干水分，备用。

② 油锅烧热，入羊排块煸炒至变色，调入葱片、姜片翻炒片刻，然后往锅中加入足量开水，以大火烧沸，去除羊排块表面的浮沫，转中火煮40分钟，最后转成小火煲20分钟。

③ 出锅前放入泡好的枸杞，加盐调味即可。

养生功效

羊肉具有补精血、益虚劳、温中健脾、补肾壮阳、养肝等功效，适合虚劳羸瘦、腰膝酸软、肾阳不足的人食用。

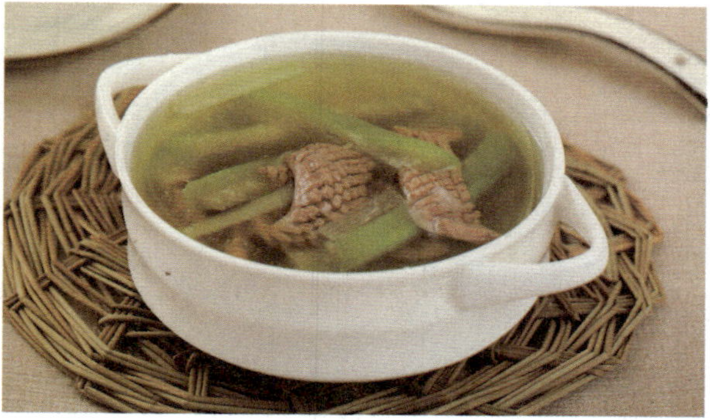

腰花丝瓜汤

材料 / 猪腰400克，丝瓜200克，姜片适量，葱丝少许。

调料 / 盐、料酒、鸡精、香油各适量。

做法 / ❶ 丝瓜洗净，去皮，切条状；猪腰洗净，撕去白膜，用凉水浸泡1个小时，捞出剖开，剞花刀，洗净，改刀成长条状。❷ 锅内加清水，入料酒、姜片烧沸，入切好的腰花条，氽烫至变色，捞出，过凉、控干水分。❸ 另取一锅置火上，加适量清水煮沸，放入丝瓜条，大火煮至变色，下入腰花条，再入葱丝，稍煮片刻，最后调入盐、鸡精，出锅前滴几滴香油即可。

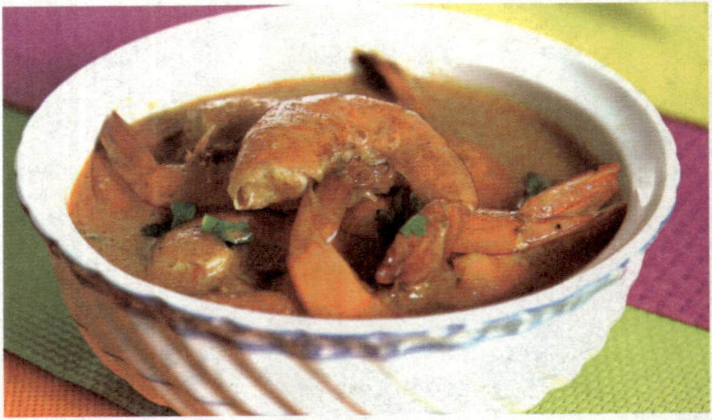

鱼露酸辣虾汤

材料 / 净虾10只，柠檬（打成汁）1个，姜末、香菜末各适量。

调料 / 冬阴功酱、番茄酱各少许，干辣椒粉、椰浆、淡奶油、鱼露各适量。

做法 / ❶ 锅置火上，加油烧热，爆香姜末，倒入冬阴功酱、柠檬汁、干辣椒粉、鱼露炒匀，然后加适量水，用大火煮开，再加入少许番茄酱拌至浓稠。

❷ 将净虾加入锅中。

❸ 开大火将净虾煮至变红色。

❹ 最后加入适量椰浆和淡奶油稍煮，撒上少许香菜末，即可起锅装入汤碗中。